音楽療法ものがたり

―可塑性を拓《ひら》く―

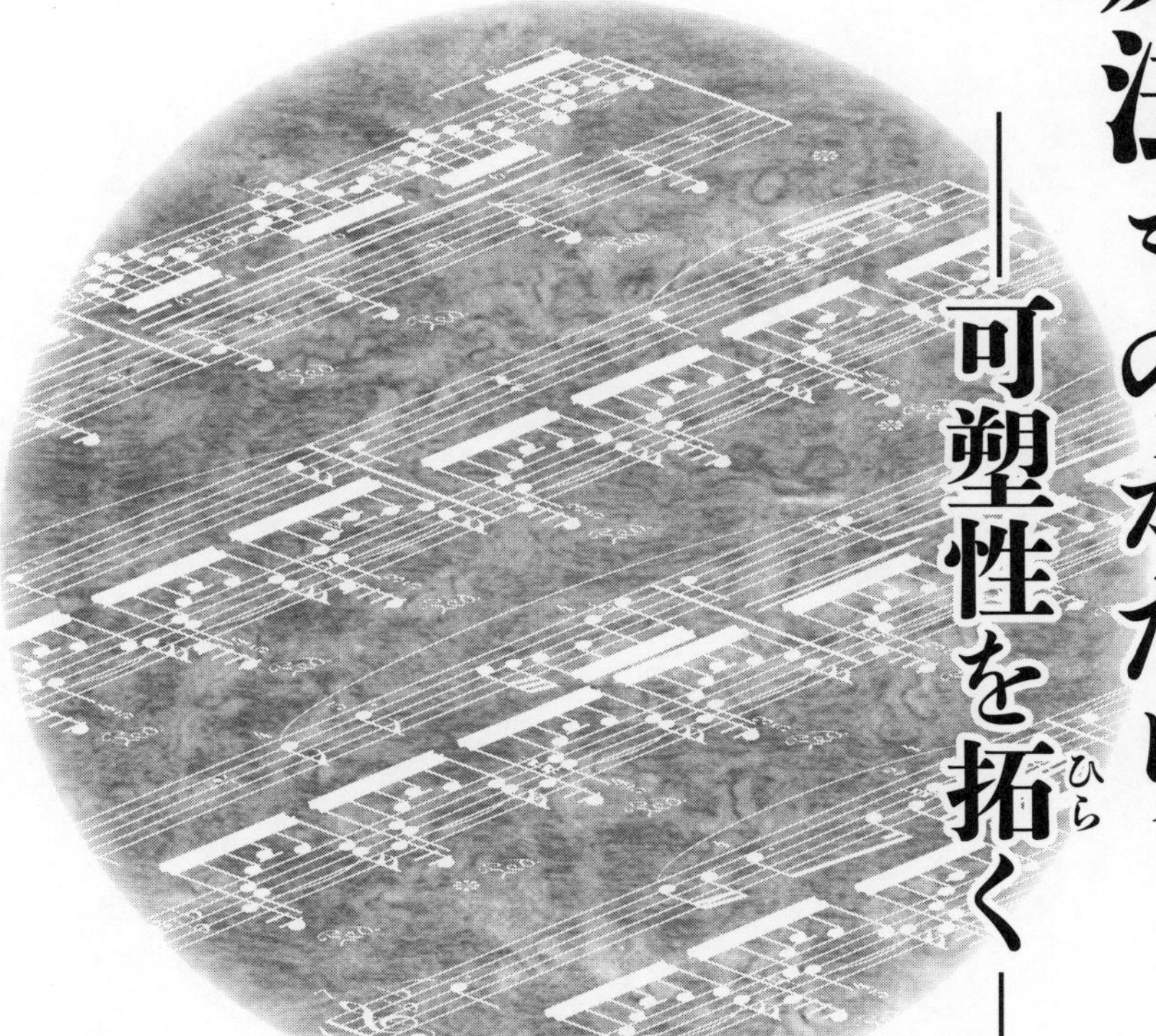

笠嶋道子
泉水直子 編集

クオリティケア

編集

笠嶋　道子
泉水　直子

執筆（執筆順）

谷本　直哉
木原りつ子
水野由佳子
笠嶋　道子
泉水　直子
八角　広子
三渡百合子
白川　照代
松浦　月子
永井　順子
浦江　千幸

目次

まえがき

音楽活動を文章にするのはとても大変です。

長い間私達は音楽をしてきました。それは生まれる前からお腹の中で聞いた母親の心臓の音から始まって、あらゆるところで音、音楽を聴いています。

しかし楽しく音楽をするという、音楽療法という学問に出会って、対象となる様々な人達との体験はセラピスト全員に充実感と快い体験と、充足感をもたらします。

その活動の結果が対象者の役に立つことは私達の最大のご褒美となります。

私達は様々な体験を通じて事例を紹介し、生きていく上で音楽が大切であり、音楽療法から受ける真の恩恵を紹介したいと思います。

子どもがテレビ取材インタビューで一応に「楽しかった」というのは、楽しいことが人の成長に欠かせない要素であると言わざるをえません。

大人もどんな人も楽しい音楽を皆共有し、健康になることに私達の音楽療法は役にたつことであると信じます。

多くの音楽家、音楽療法士、音楽愛好者の皆さんが、一人でも多くの人々に音楽療法を提供し、そして世の中の人々が皆一緒に元気な生活が送れますように願いつつ、この音楽療法ものがたりを刊行しました。

著作者を代表して　笠嶋道子
2020・12・4日　君津にて

SECTION

I ものがたり

♪ともきとひろしの音楽日記

キーンコーンカーンコーン、キーンコーンカーンコーン…。

田舎の田園地帯に、小学校の夢時計が鳴り響いています。ともき君は、この小学校の特別支援学級に通う4年生です。幼い頃から、重度の知的障害をもち、毎日、母やデイサービスの支援員さんと一緒に登下校をしています。

4年生になり、特別支援学級に新しい先生が赴任してきました。名前はひろし先生。このひろし先生は、とても音楽が大好きで、平日は小学校で先生をし、週末は自分の得意なクラリネットの演奏活動をしているのです。一見活発に活動していると感じますが、心の中は大きな悩みを抱えていました。どんな悩みか…。

「自分の好きな音楽で、もっと役に立つことができないのかなぁ」

何年も何年も、この命題に向き合っていて、未だに解決できない日々が続いていたのです。

さてさて、音楽が大好きなともき君と悩みを抱えたひろし先生。この出会いが、二人の運命を変えていくことになることをまだまだわからずに、日々の生活を過ごしていました。

「そうだ　うれしいんだ　生きるよろこび　たとえ　胸の傷がいたんでも…」

今日も、ともき君は、大好きなアンパンマンの歌を歌っています。

「静かにしましょう」と、ひろし先生に注意されてもお構いなし。歌を歌うことが大好きなともき君は、決して歌をやめません。

その時、ひろし先生は考えました。

「この子は、歌が大好きなんだ。だったらこれを利用して、何かできないかな…」

ひろし先生は、ともき君のご両親に相談して、放課後に音楽レッスンをすることに決めました。実は、ともき君の家庭は音楽一家。父はギター、母と妹はバイオリンを演奏することのできる家族なのです。それなら…、必然的に、ともき君は歌担当になっていても、不思議ではありません。学校でたくさん歌を歌うのも、そんな音楽一家で生活していれば、その延長線上のことだったのです。

そんなこんなで、ともき君とひろし先生の音楽レッスンが始まりました。場所は、ひろし先生の自宅。12畳ほどの空間にアップライトピアノ、ソファ、テレビを置いています。何も誘惑される物が無いはずの空間でしたが、思わぬ所に落とし穴がありました。

「カーンカーン、ガタゴトガタゴト…」

ひろし先生のレッスン室では、1時間に3回、このような音が聞こえてきます。そうです、ひろし先生の自宅は、電車の駅のすぐ近くで、警報音がよく聞こえ、さらに走る電車も間近に見ることができたのです。電車が大好きなともき君…。レッスンをしに来るという感覚より、電車を見ることのためにひろし先生の家に来ていたのです。だから、電車の警報音が鳴るたびにレッスンは中断し、窓越しに電車を眺めていたのです。

「困ったなあ、レッスン時間は限られているのに…。」レッスン時間は30分。この短い時間に集中してほしいのですが、なかなかうまくいきません。ひろし先生は、悩みました。悩みに悩みました。


するとある日、こんなことを考えました。

「電車を見るのが好きなのならば、それをレッスンの中に取り入れよう！」

電車を見るのをレッスンに取り入れる…、いったいどんなレッスンかと考えてしまいます。

「電車が来るよ、ゴーゴーゴー、もうすぐ来るよ、ゴーゴーゴー…」

電車の警報音が鳴る時刻は、毎日決まっています。もちろん、ひろし先生もその時刻を知っています。ひろし先生は、このことを使って曲を作ったのでした。レッスンにきても、なかなか集中できなかったともき君も、この曲が始った途端、人が変わったように集中し、ひろし先生と一緒に歌ったり太鼓を叩いたりします。そして、曲の終わりには、きちんと警報音が鳴って電車がやってきます。

「今日は3両だよ。」「今日は、反対からきたよ。」ともき君は、窓越しに眺めながら、電車の様子について解説してくれます。始めは呆れていた母親も「詳しく説明できたね。」と、笑顔いっぱいで話かけるようになりました。

こんな感じで、レッスンを続けていき、かれこれ3年が経ちました。ともき君は小学校を卒業し、特別支援学校中等部に進学しています。ともき君は、相変わらず、アンパンマンの歌を歌いながらレッスンにやってきます。

「がっかりして　めそめそして　どうしたんだい、太陽みたいに笑う　きみはどこだい…」「あら、忍たま乱太郎の勇気１００％に変わったのかな…」と思うときもたまにありますが、基本的にアニメの歌。ともき君の十八番の曲に変わりありません。

そんなある日のレッスン前、ひろし先生は考えました。「ともき君は、中学生になったんだなぁ。だから、レッスンも少しレベルアップしてみようかな。」と。考えるのは簡単ですが、では何をやるのかが大問題です。ひろし先生は、悩みに悩みました。ともき君のレベルにあったものでないと、ともき君は楽しくない。だからといって、今までの内容のままでは、レッスンにきている意味がない。そんなジレンマと戦いながら思いついたのが、リコーダーの演奏でした。リコーダーは、楽器をくわえて息を入れれば、音を鳴らすことはできます。ただし、正確な音を鳴らすためには、指の置き方や動かし方が大きな問題になります。さらに、それを教えるのも大変です。楽譜が理解できないし運指表を見せてもその意味を理解できない…。一見問題山積みのように思えますが、答えは簡単でした。「ともき君の知っている曲」で「指遣いの簡単な曲」を「先生が鏡になって一緒に吹く」というやり方をすればいいのです。

まず1曲目は「♪ゆかいなまきば」からスタートです。この曲は、小学校4年生の音楽で学習する曲で、「シ」「ラ」「ソ」の3音だけ使い、「イーアイ　イーアイ　オー」の部分を「シシララソー」と演奏します。ともき君は音楽大好き。小学校の時、音楽の授業は通常学級の友達と一緒に勉強していました。だから、この曲も知っています。

「♪ともき君のまきばで　シ・シ・ラ・ラ・ソー
ほら吹いているのは　リコーダー　シ・シ・ラ・ラ・ソー
あら　チッチッチッ　ほら　チッチッチッ
あっちもこっちも　どこでもチッチッ
ともき君まきばで　シ・シ・ラ・ラ・ソー」

はじめはひろし先生が歌って、ともき君がリコーダーのみを演奏しました。もちろん、その演奏も、とてもたどたどしいものです。リコーダーの穴を正確に塞ぐこともできません。すべて1からのスタートです。ともき君はひろし先生の指遣いを真似しながら吹いています。とても不器用なともき君は、なかなか上手く演奏をすることができません。しかし、ひろし先生は諦めません。ゆっくりゆっくり…、少しずつ進歩していくともき君の様子をしっかり観察し、「きっと、できるようになる！」と信じて練習を繰り返しました。リコーダー練習を始めてから約1年後、とうとう、その時がやってきました。ともき君は、一人で演奏できるようになったのです。「イェーイ！」と、いつも以上に大きな声を出してお互いにハイタッチをしました。

さて、ここで終わらないのがひろし先生。ひろし先生は、次の曲を用意していました。それは、「ちょうちょ」と「ぶんぶんぶん」です。リコーダーの練習をすることは、指を動かす訓練になります。指を動かすことは、脳の刺激にもなります。そう考えたひろし先生は、ともき君のレパートリーを増やす意味も込めて、練習を続けました。この2曲を演奏するためには、「ド」と「レ」の運指もできないといけません。ともき君は、ひろし先生の真似をしながら、一生懸命練習しました。すると、一緒に来ている父親も一緒に演奏してくれます。そして約1年後、この2曲を見事に演奏できるようになりました。ともき君との音楽レッスンも、その幅が広がっていきました。

さて、さらに数年が経ちました。ともき君は特別支援学校高等部に進学しています。身長も伸び、両親を遥に追い越しています。見た目も成人になりつつあり、その成長を感じながら音楽レッスンは続いています。ひろし先生との音楽レッスンに慣れリコーダーの演奏もできるようになったともき君は、さらに歌のレパートリーも増えています。これまではアンパンマンの歌や忍たま乱太郎の歌など、アニメソング中心だったのが、「だんご3兄弟」「赤鬼と青鬼のタンゴ」などの曲も歌うようになりました。彼の大好きなテレビ番組は、「お母さんといっしょ」「みんなのうた」です。もちろん、アニメ番組や人形劇番組も見ますが、ともき君は、これらの番組を見て、くり返し聞いて覚えているのです。学校の音楽の時間ではそんな曲を扱わないので、当然ながら、ともき君が歌を覚えるのは家で過ごす時ということになります。しかし、ともき君は音楽の授業に参加しながら、その時の学習している曲は聴いているので、自然とその曲をともき君の記憶にとどめておくことができていたのです。「静かにする」「黙ってください」という言葉を、ともき君は時々言います。これは、先生が他の友達に注意している言葉を覚えて言っているのです。

ある日のレッスンで、「♪ビリーブ」の鑑賞をしました。すると、突然、一緒に歌い始めたのです。これも、過去に聞いたことがあった曲で、それをなんとなく口ずさんだのではないのでしょうか。ひろし先生は、そんなともき君の姿に感動しました。

さらに年月が経ち、ともき君は20歳になりました。もう立派な大人です。歌を歌い、リコーダーの演奏もできるともき君です。ひろし先生は、この成人のお祝いに、大企画を考えました。それは、家族みんなでの演奏です。これまで、個人レッスンばかりやってきたともき君にとって、人と一緒に演奏をするということは、とても大きな挑戦です。歌を歌っている時もリコーダーを演奏している時も、それはすべて自分のペースでやってきました。ですから、一緒にあわせるということが、ともき君にとってどれだけ難しいことかということは、ひろし先生には十分理解できています。しかし、音楽的に成長していくためには、いつかは通らなければならないことなのです。それを、20歳の成人を迎えたときに、挑戦させようとしていました。

ともき君が担当するのは木琴です。もちろん、今までやったことのない楽器ですので、ともき君にとって初体験になります。ひろし先生は、まず、「♪ドレミの歌」を使って、音の場所を覚えることから始めました。

「ドはこの場所で、レはここだよ…」と、ひろし先生は教えようとしていました。ところが、ともき君は、あっという間に、「♪ド・レ・ミ・ファ・ソ・ラ・シ・ド…」と鍵盤を叩いていったのです。ひろし先生は、唖然としました。開いた口が閉まりません。ともき君は、これまでにピアノやオルガンの鍵盤を見てきたのでしょうか。きっと、そうに違いありません。どこかで見た記憶と鍵盤を叩く行動が一致したのでしょう。一緒にいた母親も、その姿に驚いていました。そして、思わず写真を撮っていました。そうなれば、早いものです。ともき君とひろし先生のコラボ演奏の始まりです。

「♪　ドは　ドーナツの　ド
　　レは　レモンの　レ
　　ミは　みんなの　ミ
　　ファは　ファイトの　ファ
　　ソは　青い空

ラは　ラッパの　ラ
シは　幸せよ
さあ　歌いましょう　…」

ひろし先生の伴奏と歌に合わせて、ともき君は「ド・レ・ミ・ファ・ソ・ラ・シ・ド…」と木琴を演奏していきます。何度も何度も合わせて、その完成度を上げていきます。

「♪ドレミの歌」ができたら、次は「♪エーデルワイス」です。今度は、「ミーソレー、ドーソファー…」と旋律すべてを木琴で演奏します。難しいのは、音を覚えるだけではありません。左右の手を順良く動かし、なめらかに演奏することを目指します。同じ音も、同じ手だけで何度も叩きません。左右の手を上手に使い分けて演奏します。当然ながら、「♪ドレミの歌」のように、簡単なはずがありません。ひろし先生から何度も間違いを指摘されても、ともき君は決して諦めません。自分の演奏ができれば、次は、ひろし先生の伴奏に合わせて練習します。音を間違っても止まらずに、どうにか前に進んで曲を演奏します。

そろそろ曲が仕上がりそうになった所で、最後に家族の登場です。父はギター、母と妹はバイオリン、そしてともき君の木琴とひろし先生のピアノ伴奏。この合奏練習の始まりです。家族総出の演奏に、おのずと力が入っていきます。相変わらずマイペースのともき君に、少しイラッとする両親の姿もありました。しかし、そんなことも乗り越えながら、5人での演奏は徐々に仕上がっていきました。

さて、発表の場は…。

発表の場は、小さな音楽会です。ひろし先生が友人と一緒に開催している演奏会にゲスト出演することになったのです。お客さんは30人ほどの小さな演奏会…。でもともき君にとっては、その数百倍の気持ちになっているに違いありません。なぜなら、人前で演奏するなんて、初めての経験だからです。「できなくて当然だから…」とひろし先生もともき君の家族も、そう考えていました。案の定、当日のともき君は、いつもと少し違う雰囲気にイライラしていました。それでも、本番がなくなるわけではありません。演奏時間が、刻一刻と迫ってきています。その分、ともき君のイライラもピークに達しそうになっています。

出番がきた時、「ともき君、今から先生がおまじないをかけるからね」と、ひろし先生はともき君と一緒に大きく深呼吸をしました。そして舞台に出ていきました。大きな拍手で、ともき君とその家族が迎えられました。お互いに見つめ合いながら、演奏の始まりです。「ドはドーナツのド、レはレモンのレ…」1曲目の「♪ドレミの歌」を無事に演奏できました。続いて2曲目です。「♪エーデルワイス」は、ともき君にとっても難しい曲でした。途中で、音を外すこともありました。止まってしまうこともありました。でも、最後までやりきることができました。演奏の善し悪しはありますが、何と言っても、家族みんなで演奏できたということは、ともき君にとって、とても大きな経験になりました。演奏が終わってからのともき君の笑み、そしてとても感動した家族のよろこびを忘れることはできません。

♪ビビディさんのピアノとの出会いより

音楽には何らかの力がある！　と最近特に思うのです。
音楽療法の仕事を初めてかれこれ6年目に入りました。

そもそも「音楽療法」という言葉に初めて出会ったのは私が学生時代にとった一冊の本にあります。日野原重明先生が書かれた「音楽の癒しの力」です。

そしてイギリス留学時代に出会った「Music Therapy」の話からとても興味を持ち、帰国後日本で改めて勉強する事となりました。

音楽療法の専門学校を卒業し、数年後より身体障害者施設にて音楽療法士として働き始め、現在では精神病院でも音楽療法を行っています。

うのです。

自分にとって心地よいとはなんだろう？

この学問は実践を通して学ぶことが本当に多い、と言っても過言ではないのではないかと思うのです。

どの曲をどのようにクライアントに提供していくかにより、自然に場の空気が変わり、表情が変わり、笑顔が出ます。

音楽で身体にもあらゆる刺激がされ、何らかの変化をもたらしているのかもしれません。そこには一体どんな力が働いているのでしょうか？　実際に起こっていると感じる変化は、現場でしか体感できないものだったりもするのです。

より良いセッションを提供するために、音楽療法士自体が、普段の生活の中で体感、体験した事を仕事に生かしていく事で、何が楽しいか、何が心地よいかを探求していく事は、提供するセッションに何らかのよい影響を与えているのではないかと思うのです。

例えば自分にとって心地よいとはなんだろう？　と考えたとき、例えば心身のバランスがとれている状態ではないかと思うのです。

セラピスト自身、日々の生活の中で心地よさを取り入れて、様々なことに取り組んでいます。例えば、波の細波や小鳥の囀りの音を聞き、気持ちの良い朝から始めるなど、ゆったりとした時間をとれるように始めてみました。すると、ゆとりができ始め、そして、「さぁ、今日も頑張ろう！」という意欲が湧いてくるのです。

人は心地よさを求め、音楽はそれを叶えやすいのではないかと感じるのです。

さらに、生の音に触れる事で、より刺激や振動が感じられやすくなり、それが心地よさに通じやすくしているのではないかと思うのです。

現在関わりのあるクライエントさん達は、生活の中でワクワクしたいし、人ともっと関わりたいという思いがあるのではないかと、日々音楽で関わる中で感じています。

例えば、ビビディさんの場合

ビビディさんは30-40代ぐらいの、透き通るようなお肌のかわいらしい方です。幼き頃より肢体と視覚、知的に障害があり、入所されています。

彼女は、時々パニックを起こし奇声を上げることがありますが、普段はとてもおとなしく穏やかで周囲とトラブルを起こしたりすることはありません。

ビビディさんとの出会いは、6年前から始めたある施設での集団セッションでした。初めて出会ったときには車いすに乗り、頭を抱えてずっと下を向いていました。

集団の中での働きかけでしたので、なかなかゆっくりと時間をかけて、個々に関わっていくのは難しい状況でした。

そこで5年前から2年間程、個別のセッションでゆっくりと関わることになりました。すると、少しずつ変化が見られるようになっていったのです。

最初の個別セッションではあたりの様子を不安げに伺ったりしているようでした。

そこで緊張感をほぐすために、突起のついたゴムボールなどの小物や鈴、マラカス、ツリーチャイムなど様々な小楽器を使って遊びながら関わっていきました。

すると少しずつ、集団での活動の中ではあまり見られていなかった表情が見られはじめたのです。

そして1年後、また個別セッションを行う機会ができたので、今回私はビビディさんをビビディさんが触れる初めての楽器であるピアノの前に連れていき、音が鳴る場所に手を添えて伝えてみました。

ビビディさんの手が鍵盤に触れると、はじめは驚き、さらに一緒に鍵盤を鳴らしてみました。するとさらに驚き顔を上げて声をあげました。自分が何かをして、それにすぐ音で反ってきた事がとても嬉しかったのかもしれません。その後も少しずつ鍵盤を鳴らしては喜ぶといった様子が繰り返し行われていき、徐々に表情に笑顔がたくさん見られるようになっていきました。
そしてピアノの鍵盤を鳴らす行動がセッションの中で繰り返されました。

それから約1年後の個別セッションの中で、私はそれまでの集団でのかかわりの中でディズニー系の曲には良い反応が見られていたのを思い出し、ビビディさんが好むディズニーの曲の1つである「ビビディバビディブー」のメロディーを弾いてみました。すると、満面の笑顔が見られ始めたのです。

そこで、その曲をつかって、曲の節々でビビディさんに鍵盤で音を出して参加できるようにしたところ、はじめは恐る恐るといった様子だったのが、その後の毎月行われた個別セッションの中で繰り返すごとにどんどん前のめりになりやる気が出てきたようで、満面の笑顔がさらによく見られるようになってきたのです。

そして、そのうちに今度は自分から音を鳴らしてアクションを起こすようになっていきました。弾けば弾くほど、それが楽しくて快感をもたらすものだという感覚になっていったのかもしれません。そしてその空間を心地よいと感じ始めたのか、回を追う毎に表情や様子がとても変化していくのが見られていったのです。

そこで、ある程度の繰り返しの後、少しずつ自信を持ち始めている様子がみられはじめたので、一度発表するタイミングを設けたいと思い、提案してみました。とても興奮しはじめ、やる気が高まったようでした。

数か月の後、発表の場で、みなさんの前で名前を呼ばれてステージに上がりピアノに連れていくと、自然に顔が上がり、腕が前に伸びていき、私が弾き始めると、自然と良いタイミングで音を鳴らし始めたのです。その表情には楽しそうな笑顔に自信がみなぎる表情が見られていたのです。

曲が終わり、皆さんの拍手が聞こえてくると、本当にうれしそうな満面の笑顔が見られ、その後も興奮しながら楽しそうな様子が見られていました。

この経験は、ビビディさんにとてもよい効果をもたらしたのではないかと思うのです。

そして現在ビビディさんは穏やかに過ごされることが増え、パニックが起こった際にもすぐに穏やかに戻そうとする力が備わってきているようです。

先日の出来事でしたが、ビビディさんの周囲で大きな声が聞こえ一瞬パニックを起こし奇声を発しましたが、音楽を聴いているうちに徐々に自分を取り戻していったようで、落ち着いていく様子が見られていました。

ビビディさんが、心地よいと感じる感覚にたどり着くまでの試行錯誤は、セッションの期間もお休みの期間が入ったりするなど長い道のりでしたが、この経験はビビディさんの今後に何らかの影響が少しでもあるとよいのではないかと思うのです。

脳神経外科医の奥村歩『音楽で脳波ここまで再生する』の著書の中で、「音楽による刺激というものは様々な刺激が組み合わさった「複合的」なものであるということがあります。」

「トーン（音色）、リズム（律動）、ピッチ（音の高低）が組み合わさったものが音楽であり、・・・」

「こうした複合的な刺激を、音楽療法士が患者さんと共感しながら、効率よく用いることによって、シナプスのネットワークの発達・形成に有利に働くと考えられています」と述べています。

ビビディさんに見られた変化は、奥村歩が述べている音楽による刺激が、ビビディさんに心地良い刺激を与え、シナプスのネットワークの発達・形成に有利に働いたのではないかとも推測できるのではないでしょうか。

さらに奥村歩はこの著書の中で「「シナプスの連合性」の法則、つまり同時に「発火」（スパーク）したニューロンのシナプス結合は強められるという「ヘッブの法則」」の状態がビビディさんにも生じていたのではないかとも考えられます。

音楽療法が人間の脳に与える効果は、きっとまだまだこれからの実践を積み上げていく中で見えてくるのかもしれません。まだまだその可能性と期待は計りしれません。

♪ハイジとわたし

私が音楽療法士を目指そうと思ったのは子どもたちが小学校に入り、時間に余裕ができたので、これまで学んできたことを生かして人のためになることをしたいと思ったからです。その思いは近所に住んでいたMさんとの運命的な出会いによってさらに強くなりました。

Mさんは脳梗塞の後遺症で重い失語症になり、リハビリのため厚木の七沢病院に入院していました。その年の病院でのクリスマスの時、看護師さんの歌うクリスマスキャロルに合わせて突然歌いだしたのでした。なんと手術後初めて声を出して歌ったのです。話すことはできませんでしたが、その時を境に記憶している曲が歌えるようになっていきました。まさに音楽によって引き起こされた奇跡と言ってもいいのではないでしょうか。退院して自宅に戻ってから、私は奥様に頼まれて週に一度お宅に行って、一緒に歌を歌うようになりました。こうしてMさんは私の最初のクライアントになったのでした。奥様は「あまり一生懸命やらないでください。主治医からはこれ以上良くなることはないと言われていますのでがっかりさせたくありませんから」と言われました。ところが回を重ねるうちに徐々に会話ができるようになり、「今日は何を歌いますか？」、「今度はいつですか？」、「教会のクリスマスでアヴェマリアをラテン語で歌いたいです。」など、言葉でのコミュニケーションが豊かになっていきました。Mさんは学生時代グリークラブに所属していたことも幸いし、歌うことがますます楽しくなっていきました。歌声も力強くなり、バリトンの声が部屋中に響き渡るようになりました。時々ご家族ものぞきに来てくださり、一緒に喜んだり感心したりしてくださいました。私はMさんの歌を他の方にも聞いていただきたいと思うようになり、得意な曲をカセットテープに録音してまず主治医の先生に届けていただきました。先生はご自分の手術の結果が6年経ってから出たのだとおっしゃったそうです（本当はそんなことはないのです）。この経験を通して私はあらためて音楽の力を思い知ったのでした。

音楽療法の1回めは依頼…　張り切って出かけて…

その後ある有料老人ホームで音楽療法を依頼され、特に何も気に掛けることもなく張りきって出かけて行きました。それまでもデイサービスや特別養護老人ホームでの経験があったので自分なりに成果があったと思っていました。しかし今思い返してみるとうまくいったと思われたのはクライアントさんたちのレベルが高く、協力的であったということの賜物だったのでしょう。

前もってどんなクライアントさんなのかは知ることができませんでしたので、その日はいつも通りの準備をして家を出ました。参加してくださったクライアントさんは10名ほどで、ほとんどの方がヘルパーさんの押す車椅子で入って来られました。自立歩行で来られたのは2、3名でした。キーボードや楽譜を準備しながら様子を見ていると、それまで関わってきた方たちとは明らかに様子が違っていることに気付きました。とても静かで、誰も話をしていません。ずっと下を見ているので顔もよく見えません。不安に思いましたが、いつものように開始しました。

一番最初は挨拶です。これまで学んできたように口角を上げて、笑顔を絶やさずに、はっきりとした言葉で、と自分に言い聞かせました。

「皆さんこんにちは、私は水野由佳子といいます。横浜から来ました。短い時間ですが、ご一緒に楽しく過ごしましょう」と言ったのですが、期待していた「こんにちは」や「よろしく」という声が無いのです。

誰も私の顔を見てくれないので、アイコンタクトをとることもできません。つまりまったくコミュニケーションがとれないのです。もしかしたら耳が聞こえないのではないかと思ってしまいました。それでもいつも通りに進めるしかありません。日付、曜日の確認、季節の歌、手遊びなどと進めていったのですが、ついてきてくれるのは付き添っていたヘルパーさんだけで、まさに暖簾に腕押しの状態でした。かくして一回目の音楽療法は大失敗に終わり、意気消沈して帰宅することになったのです。こんな時はどっと疲れが出ます。

失敗は成功の基というけれど次回はどうすればよいのか？　自分にできることは一体何なのか？　もし自分が老人ホームに居る認知症の高齢者なら何が楽しみなのかと思い巡らしてみました。普段は家族と離れて生活しているのですから家族に会うことは楽しみに違いありません。子や孫やひ孫やペットなどに。特に孫やひ孫は可愛いいと思われるでしょう。

人は年を重ねると幼い子どもが愛おしく思えるもののようです。そういえば我が家の子どもたちが幼かった頃、散歩の途中で会ったおばあちゃんやおじいちゃんが目を細めて、ニコニコしながら優しい眼差しを向けてくれていました。そんな風に思い巡らしていると、私の頭にあることがひらめいたのでした。それはハイジという腹話術の人形のことでした。本物の子どもではないけれどハイジを見たら喜んでくれるかもしれない、いやきっと喜ぶに違いないと思ったので、次回連れて行くことにしました。私は15年ほど前から腹話術をやっており、ハイジは私の大事なパートナーなのです。一緒に保育園、学校、老人施設、自治会の催し、病院の創立記念日などにお招きを受け好評を得ていました。人形を連れて行くことを決心したことで気持ちが少し楽になったのを感じました。いくら人形とはいっても自分一人よりパートナーがいるのは心強いものです。それに自分の言いたいことを人形に言わせることができるのです。

2回めはハイジを連れて

さて2回めの音楽療法の日、ハイジには季節に合った可愛い服を着せ、自分もそれに合った衣装で出発です。腹話術は服装がとても大事なのです。会場についてクライアントさん達を出迎え、挨拶をしました。ここまでは前回と変わらず、ほとんど反応はありません。そこで「今日は可愛いパートナーが一緒に来ていますよ」と言って、ハイジを抱えて思いっきり可愛い人形の声で、「こんにちは、私ハイジっていうの、よろしくね！」。するとなんと一斉に顔が上がり、「おお」「あらまあ」という声が聞こえたのでした。私は「しめた」と思いました。だって注目させることができたのですから。そのことでとても心が軽くなりました。クライアントさんたちはハイジから目を離しません。優しい眼差しでじっと見てくれているのです。それは大きな驚きであり、またとても感動的でもありました。歌の時には、先読みをしましたが、ほとんど声が聞こえていませんでした。そこですかさずハイジに「もっと大きな声で歌ってね」と言わせます。あるいはハイジに歌わせて「こんな風に歌ってね」と言わせるのです。すると「はーい」といい返事が返ってきてだんだん歌声が大きくなってきたのです。私がどんなにお願いしてもかなわなかったことがハイジに言わせるといとも簡単に参加してくれるのです。これぞ人形効果（ドールエフェクト）というものなのでしょう。この時から音楽療法に出かける時はいつもハイジと一緒に行くことにしました。回を重ねるごとにコミュニケーションがとりやすくなっていきました。お互いに慣れてくると時間に余裕が持てるようになり、最後の挨拶はひとり一人に対応することができるようになりました。もちろんハイジに言わせるのです。「今日来てくれてありがとう」、「大きな声で歌ってくれてありがとう」、「元気でいてね」、「また来るね」、「お会いできてうれしかったです」、「ハイジのこと忘れないでね」などほんの短い言葉を言わせながら回って歩くのです。Ａさんの番になった時「笑ってくれてありがとう」と言わせると、「ありがとう、おりこうさんだね」と言ってくださいました。すると側にいたヘルパーさんが「Ａさんが喋った喋った」と大騒ぎされたのです。なんでもＡさんはこの施設に入ってから一度も誰とも話したことがなく、話せない方だと思われていたのだそうです。私もほとんどの方が話せないと思っていたので、ハイジが話しかけるたびに返事をしてくれたのには驚かせられました。こんな日は心楽しく帰宅の途につくことができます。終わり良ければ総て良しと言いますが、音楽療法の場合は初めが肝心で、初めが良くなければうまくいかないように思われます。こんな風に人形によって心を開いてくださったクライアントさん達を目の当たりにすると何とも誇らしく思えたものです。時々ハイジをボストンバッグから出し忘れていると、「あの可愛い子はどうしたの?」と気にかけてくださいました。お互いに慣れてくるとクライアントさんからの要求も強くなり、「抱っこさせて」とか「こっちにおいで」とか言われるようになりました。手を添えて膝にのせてあげるのですが、本当にうれしそうにハイジの手を握ったり、ギュッと抱きしめたりしてくださるのです。なかには本物の子どもだと思っておられる方もいて、色々話しかけてこられ、とても可愛がってくださいます。終わりの挨拶の時には「また来てね」、「待ってるよ」、「泊って行ってよ」などと言ってくださるようになりました。そんな様子を見ているとこちらも幸せになります。

人形とは不思議なもので、人間ではないけれどただの物とも違うのです。ちょうどその中間的なものかもしれません。精神小児科医であったウィニコットの理論によると毛布、タオル、ぬいぐるみなどは慰めや心地よさのために用いる移行対象とされています。人形もその類いのものなのでしょう。

腹話術の場合、人形が本当に生きているかの如く操作しなければなりません。また唇を動かさずに声をよく響かせなければならないので常に練習が必要です。歌を歌う場合は自分の声と人形の声をワンフレーズごとに交互に出さなければならないので頭の切り替えが重要です。大変なこともありますが、何よりもクライアントさんが喜んでくださることが私の原動力になっています。

音楽療法はもちろん音や音楽を中心に行われなければなりません。しかし人は情報の75パーセントを視覚から得ていると考えられています。つまり視覚優位なのです。ちなみに聴覚から取り入れるのは20パーセントで、残りの5パーセントが嗅覚、触覚、味覚からと考えられています。人は高齢になると耳の機能が徐々に衰えていきます。それを補うためにも視覚刺激を上手に取り入れることができたなら音楽療法はさらに広がりをみせるに違いありません。見せる音楽療法は魅せる音楽療法となるかもしれません。

私にとって人形ハイジは何ものにも代えがたい大事なパートナーであり、協力セラピストと言ってもよいのです。これからもずっと一緒に活動したいと思います。

♪ゆめこさんの場合

ゆめこさんは40歳になりました。

色の白い大柄、なかなかの美人です。

台風のあと、顔も上げられず下を向きやせて

昨年ゆめこさんのお家は台風にみまわれ、酷い状態になりました。

田舎で、電気も水道も道路も不通になりました。

夜中に酷い風が吹き、みんな眠れない一夜をおくったとのことです。

２０１９年秋のことです。


しかも色々な不都合は3週間近く続きました。

そして車が通るようになり、30分もかかって自衛隊のお風呂に入れるようになったのですが、ゆめこさんはそのお風呂には入ることが出来ません。

嵐がどんなにか、ゆめこさんに怖い想いをさせたのでしょうか?

食事も十分にはとれませんでした。

＊停電と断水つづき　うらむごと　食せずしたむく　ゆめこさんあり
＊台風ののこしあとは　つらさをば　くちではいえぬ　歌でなぐさむ

知的障害があり、精神的にも不安定なゆめこさんは、どうすることもできませんでした。

1か月たって、私の音楽療法の教室にきたときは、顔も上げられず、下を向きやせていました。歌も少ししか歌えません。

ゆめこさんが大好きな「二輪草」を歌えるようになったのは、3回の回数がかかりました。

ゆめこさんは今まで、どんな人だったでしょうか

お母さんの話によると、3歳のころ、普通とは違うかなと思ったそうです。

小学校は地元の普通学級だったそうです。それは田舎なので、子どもが少なく特別学級のシステムがなかったそうです。

中学校に入ったゆめこさんは、お友達にいじめられました。色々なことがみんなと一緒に出来なかったからです。だんだんゆめこさんは、お口をあけなくなり、しゃべらなくなりました。

いわゆる、緘黙（かんもく）、学校だけでしゃべらない場面緘黙です。お家ではしゃべることはできました。そうして、ついに学校に行かれなくなりました。

それは高校に入るまで続きました。

おばあちゃんがいます。おばあちゃんは家付き娘で、おじいさんはお婿さんでした。とてもしっかりしたおばあちゃんで、ゆめこさんを良く可愛がってくれました。

おじいさんは左官やさんでした。そのおじいさんのお仕事関係で、お弟子だった、ご主人と見合いすることになり、お姑さんに気に入られ、結婚することになった訳です。

お母さんは若いころ食堂で働いていました。小柄な顔立ちの可愛いい方です。

食堂では、板場にいました。お蕎麦屋さんでしたので、いろいろ料理修行ができました。しかし結婚が決まると、辞めることになり、その後田舎で、自分で食堂を経営することになりました。

子どもは2人で、ゆめこさんのお兄ちゃんも板前さんとなり、大きなホテルで働いています。今は家庭を持ち、ゆめこさんとは一緒に暮らしてはいません。

お母さんは良くかわいがってくれるお祖母ちゃんにゆめこさんの面倒を見てもらい、食堂は田舎で他にないのではやりました。味が良かったので、うまくいきました。お祖母ちゃんも忙しい時は食堂を手伝ってくれて、大助かりでした。

高校は、特別支援学校にすすみました。

学校まで、1時間くらいかかります。スクールバスです。

特別支援学校ではお話しはしませんでしたが、なんとか無事にすぎました。不登校にもならず、お弁当もたべられました。


そして学校卒業後、小規模作業所にはいりました。

十年間いました。女性一人男性五人でした。後に女性二人になり、だんだんうまくいかなくなり、ついにお弁当はたべなくなりました。職員からは、「ゆめこさんの声が聞きたい」とまでいわれました。

その後作業所を代わり現在に至っています。そこでは、うまくいっています。

ゆめこさんはどんな人でしょうか

字はあらかたよめます。読めないものもあります。たぶん小学校四年レベルです。

名前も難しい字ですが、かけます。

身体的には問題はありません。

お風呂で髪をあらうことが出来ません。

一人ですすんでなにかをしません。
人見知りが強く、コミュニケーションが難しい。
なにかをきめることが出来ず、ぼうとしていることが多い。
時々泣く、大きな声をだす。
過食、拒食がある。
いつも誰かといないといけません。
精神科で安定剤を処方されています。糖尿病の血糖降下剤も服用。

こんなゆめこさんです。
ちなみに私の絵を描いて下さいとお願いすると、幼い4歳レベルの絵を描きました。ここにゆめこさんのバランスの悪さを感じました。

ゆめこさんのお友達に紹介されたのが、私の音楽療法教室でした。
お母さんはゆめこさんが歌が好きなのではないかと思っていたそうです。
最初に歌ってもらうのは、大変なことで

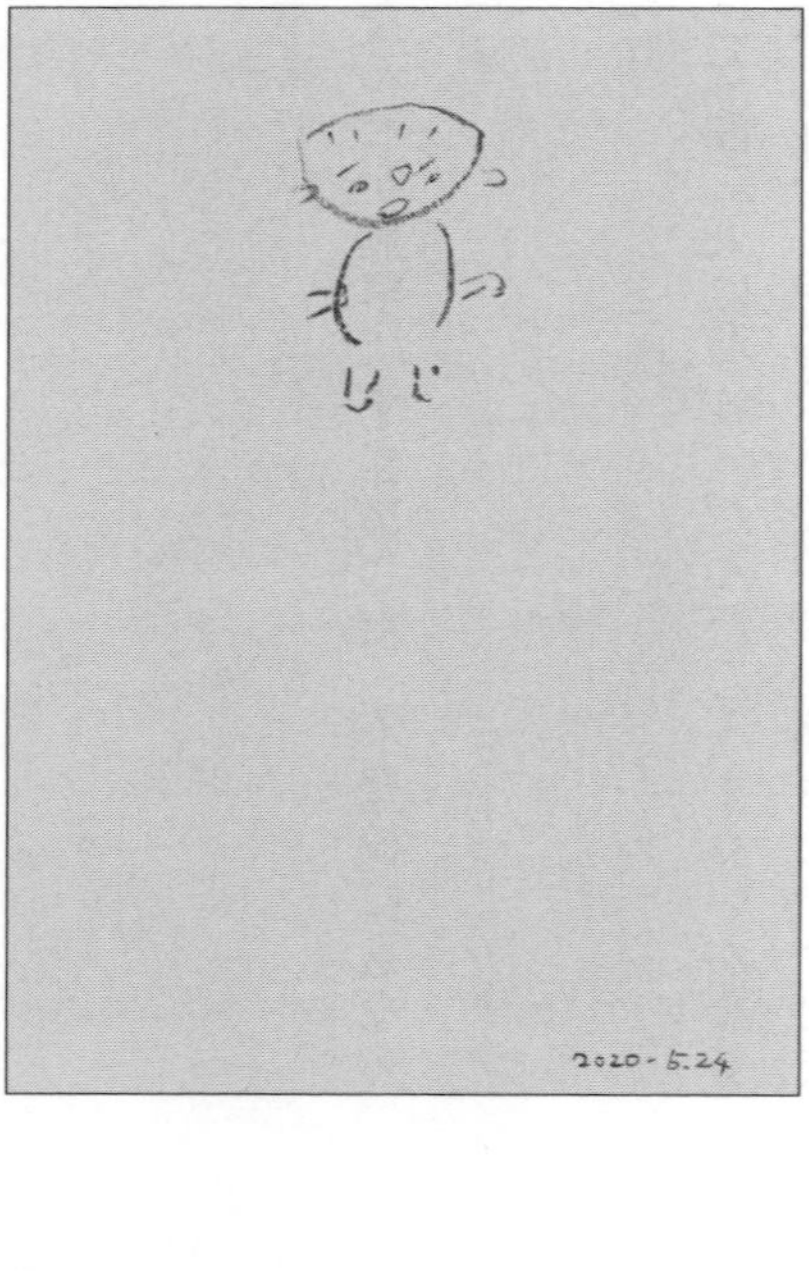

した。が、ゆめこさんは私が弾くピアノが気にいりました。それは後々にも結構おおきなポイントでした。

最初は、森のくまさん、七夕など童謡を歌いました。そしてそれはとても上手で綺麗な声だったので、私はびっくりしました。

お母さんもびっくりしました。

しばらくすると、玄関を入るとき「ゆめこさんがきました。」と大きな声が出るようになりました。歌うときは下をむくので何度も顔を上に上げるように注意しました。しかしお稽古は休みません。

八月に行われた、教室の発表会には、三五歳のゆめこさんが森のくまさん、思い出のアルバムを歌いました。ステージで、一人で歌います。衣装は浴衣を着ました。驚いたことには、歌詞は全部覚えています。

ステージが大好きに

ゆめこさんはステージに立つ――歌う――お辞儀をするを一人でできました。お友達から、花束をもらいした。今までにない、幸せを感じたことでしょう。

こうして、ゆめこさんはステージが大好きになりました。

その後歌は大人の歌になりました。津軽海峡冬景色、先生、ブルーライト横浜、高校三年生、二人酒、知床旅情など、たくさん歌うようになりました。

みんなが褒めるように上手です。

大きな声、音程がしっかりしている、歌詞をちゃんと覚えている、堂々としている。これが、あのゆめこさんかとお母さんは、驚きの連続でした。

不思議なんです。

音楽の力でしょうか。

歌が上手いというのは何でしょうか。

しかも伴奏は私でなければいけません、他の人では歌えません。間違いはゆるしてもらえません。微妙な違いがわかるのです。

人前で歌うのが大好きです。

「緘黙、引きこもり、過食、拒食、精神的不安定、実生活の不都合」などなどのゆめこさんは、なぜ人が出来ないステージができるのでしょうか。

お母さんと「不思議だねえ」といつも話していました。

さて、それから5年の歳月がたちました

ゆめこさんはどうなったでしょう?

おしゃべりになった。「先生こんにちは、お願いします。今日はいい天気だね」などの会話が自分の方からできます。まあうるさいほどです。大体「こんにちわ」を3回くらい続けます。

自分で選曲することが出来るようになりました。自分で選ぶのはできない人でしたが、歌いたい曲を選びます。しかしながら、毎回同じ曲になります。結構選曲の内容は、男女の内容の演歌が多いです。今は、ハナミズキを歌っています。

歌った後にお辞儀をします。拍手貰うつもり？

薬が少なくなりました。血糖降下剤は飲んでます。

作業所でお休みしなくなりました。しかし泣くことはあるそうです。お友達で面倒を見てくれる人（男性、軽度の知的障害者）がいる。

お祖母ちゃんの葬儀にも参加できた。

お母さんの変化

お化粧し、綺麗なお洋服でくるようになった。

自分の趣味の民謡教室に通うようになった。

ゆめこさんの後に演歌のお稽古をしています。港町13番地など。

結構抵抗がありましたが私が希望したので、頑張ってやっていました。しかしゆめこさんにはかなわないと自覚しています。

近頃は文句を言わず歌います。そして発表会にもでます。

時間を守るようになりました。田舎なので、あまり時間の観念がなく、再三時間を守るように、お願いをしました。ゆめこさんのペースで生活があったのではないでしょうか。

長い大変だった人生に花が咲いたように感じられます。

ゆめこさんの音楽療法の意味は
歌がうまいと私が発見できたこと
そのことで、前頭葉が活性化し歌詞を覚える、集中力がでる、コミュニケーションが出来るようになり、自信をもって楽しく生活が出来るようになった。

まだ40歳のゆめこさん、まだ70歳のお母さんは、これからも充実した日々を送ることが出来るでしょう。「音楽さえあれば」

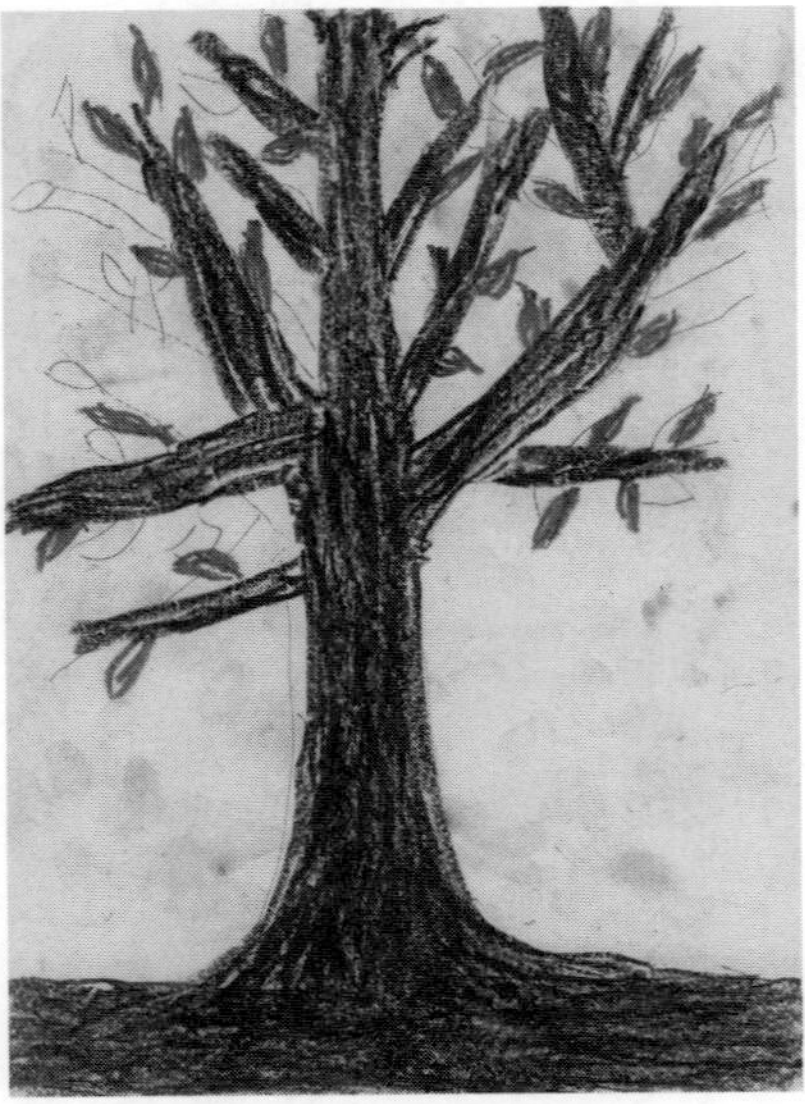

お母さんの絵

♪私と音楽療法の出会いとは　～小さい頃からの音楽への思い～

ずっと幼い頃から音楽に囲まれて育ちました。父の職業は医師でしたが、無類の音楽好きで家の中ではいつもクラシック音楽のレコードが響いていた記憶があります。父はチェロを少し弾けたそうですが私は聴いたことがありませんでした。その代わりに姉にはヴァイオリン、私にはピアノを習わせて、とてもとても熱心でした。

私は一生懸命に大好きなピアノのお稽古をしました。当時、浜松市に住んでいました。小学生高学年の頃から、まだ新幹線の無い時代でしたが、特急列車こだまに乗って東京の偉い先生（芸大の田村宏先生です）に習うため、毎月通っていました。でも、中学生の頃からだったと思いますが、その偉い先生の厳しいレッスンがとてもすごくエスカレートしてきて、私は疑問を持つようになりました。一体音楽って何なのだろうか？　好きな音楽なのに・・・の思いが、わたしの心に次第に増していきました。

「音楽には心に伝わるものがあるのではないか」ということです。ピアノのテクニックばかり上達しても、人の心に伝える音楽の大切さが自分から段々薄れていくように感じました。上手なテクニックでピアノを弾くことと、音楽の心と言うものはどうなのか？　に悩みました。

それで、私は考えに考えて、どうしても芸大付属高校試験を受験せずに、しかもせっかく教えて下さっていた先生から、直前に離れました。

でも、どうしても大好きなピアノからは離れたくなかったため、別の先生を探しました。音大には進学せずに、両親にわがままを言い、ピアノと勉強の両方を学びたいと頼みました。

今度は、とても心を大切に、私のピアノに接する先生でした。

やはり芸大のご出身でその後はシスターになられた、マドレパウラ先生に習うことになりました。クリスチャンの叔母の紹介でお会い出来て嬉しかったです。この先生のもとで自分の音楽の思いを大切にしてずっとピアノを弾き続けながら慶應義塾の高校、大学に進学しました。大学では、心と人間社会学を幅広く学びたいとの思いから、心理教育社会学科を選んで通いました。また、大学のクラブではオルガンジャズコンボに所属しジャズを学び楽しい音楽でした。

このジャズが、先々音楽療法の場で即興演奏、リズム、アレンジメントでとっても役に立つことになったのです。

この頃にはまだ音楽療法というものが世の中に無かったと思います。結婚してからは、私はずっと自宅で、小さいお子さん達にピアノを教えていました。それは習いに来るお子さん達が、音楽が好きで、ピアノが好きで、音楽の心を大切にしてくれるように、と望んで楽しくなるレッスンをしていました。

暫くして、ついに音楽療法なるものに出会いました。ヤマハの音楽療法講座を見つけたのです。今、思うと講座の先生方は、現在学会で活躍されている方々がまだお若い頃でした。そこでは講座の中心をなさっていた篠田先生にお会いして、「今後、国家資格にしようと思うから、それまでにしっかり勉強しなおすのが良い。東京国際音楽療法専門学院に入学するように」と強く勧められました。

私はこれが自分の思っていた音楽の心だと思いました。人の心に伝わる音楽の力・・・これを勉強して自分の大好きなピアノや音楽を役立てることを学ぼう・・・との気持ちから、専門学院に入学しました。そこで初めて笠嶋先生にお会いしました。私は、その頃すでに50歳くらいになっていました。家族には、今から何を勉強するの？　と言われつつ、自分の息子や娘と同じくらいの年齢の方々と共に一生懸命に学びました。

学問的な基礎から実技、論文発表まで厳しくご指導を受け、じっくり勉強して卒業しました。その後、学会認定音楽療法士の資格を取得しました。これが私の音楽療法の出会いの始まりです。

音楽療法でジャンベからもらったもの

私が専門学院在学中に重度心身障害児（者）施設で、初めて会った時に、ヤマトさん（ネーミングです）は29歳になっていました。

ヤマトさんのこれまでの成長履歴です。

1歳3か月で小児療育病院に入園、同時に両親が離婚してしまい、施設長が親代わりとなりました。以後施設において家族や近親者等との接触は全くない状態で育ちました。脳性麻痺、重度精神遅滞とのことです。

8歳になると、肢体不自由児施設に入園し、そこから養護学校小学部から高等部まで通学しました。卒業後、重度心身障害者施設（都立療育医療センター）に移り入所療育の形で現在に至ります。

今まで施設以外で生活したことはないとのことです。言語表現が出来ません。唯一「バカ」だけの発語があります。職員さんの話しでは、恐らくずっと小さい頃から施設に居て、周りの者がバカバカとばかり言ってたから、その言葉だけが言えてるのではないか…とのことです。それを聞いて私は何かとっても悲しい気持ちを持ちました。ヤマトさんに少しでも寄り添ってあげたいと思いました。

小さいころから誰も来ない施設生活環境で育ち、そのためか、やはり日常の乱暴行動が多くありました。

気持ちを伝えることも他人に触れあう気持ちもありません。

目つきは常に睨み付けるような感じを周りに与えていたのです。

ですので、施設で何か劇などを行う時はオオカミ役が役割でした。

私も最初、睨まれてどうしようか？？と思ってしまいました。

でも、もしそのヤマトさんが音楽に触れたならば、気持ちに変化が生まれて、心が少しずつ開いて、そして日常生活に何か変化があるのではないか…そんな感じもしたのです。私は音楽を役立ててみようと思いました。

そこで音楽療法導入の試みが始まりました。

始めるに当たって、施設の担当者からお願いしたいことがある…と言われました。

音楽療法はグループ（7～8人）で行います。このグループは重症心身障害のなかでも比較的重くないレベルの集まりです。「メンバー皆にまず、ピアノの生の音色を聞かせてあげて欲しい」とのことでした。それほど音楽に触れていないということなのでしょうか？

これを聞いてちょっと驚きました。施設の音楽の部屋にはきちんとアップライトピアノが置かれているのに、ほとんど使われていないのだそうです。確かに弾いてみると音はあまり出ない状態でした。これを何とか音が鳴るようにしなくてはなりませんでした。

そんなことがあり、セッションはピアノ中心で始まりました。

まず音楽に触れる時間を取り入れることからです。メンバーの入室に合わせて耳馴染みの良さそうな曲をＢＧＭっぽく弾いて、それから開始しました。少しずつでも感じてくれたらと思いました。

最初のうちは、担当者からこんな曲とかこんな歌とかが知ってそうだからと聞き、ピアノで弾きながら歌っていました。

そしてメンバーひとり一人に名前の呼び掛けをしました。これは音楽療法での呼名反応を目的に取り入れたものです。

この呼名反応は、人が産まれ育つ過程において、新生児の時から働きかけとして親に名前を呼び掛けられることで反応し、育ちます。ですのでメンバーの名前呼び掛けをすることで、自分に呼び掛けてもらっていると繰り返すことで、気付きがでてくれば良いなとの思いで取り入れたのです。ここに私が来ていることを気づいて欲しいと思いました。

しばらくすると、メンバーに音楽を聴いて楽しそうな表情が見えてきました。音楽に触れることの良さが、少しずつ受け入れられているきざしなのではないかと思われました。

ヤマトさんも、睨む目付きが次第になくなってきて、楽しそうな様子になってきました。

ある日、セラピストの私が曲に合わせてジャンベを使った時です。

突然、ヤマトさんが、叩きたいと意志表示しました。これには施設担当者はビックリしました。なぜなら、今まで自分が何かやりたいなどの気持ちを伝えたことがなかったのです。働きかけが通じたと思います。

私が使っていたジャンベは、キッズ用で軽くてサイズが小さめでとてもカラフル、ショルダーベルトがついています。

ですので、ヤマトさんは膝のうえに乗せて、動かせる方の右手を使って嬉しそうに叩きました。タタン タンタンと上手に音が出ました。メンバーも一緒に楽しそうです。

その曲は大好きな「宇宙戦艦ヤマト」でした。小さいときから施設のテレビで見ていたので、このアニメーションの曲が唯一、好きなのだそうです。私はヤマトさんの好きな曲を見つけることが出来たことを、とっても嬉しく感じました。

その様子の何と楽しそうだったことでしょう。

これは恐らく、ヤマトさんにとって、自分の思いが実現した初めての体験であったと思います。そして、睨まない優しいヤマトさんになりました。

もう一つ、グループに変化がおきました。ジャンベが気に入ったヤマトさんが、自分用に買いたいと言ったのです。しかし、それは施設の中では無理なことなのでした。するとこのことを聞いたグループメンバーでは、セッションでジャンベはいつもヤマトさんが使ったらいい…となりました。

メンバーに気持ちが通じたのです。コミュニケーションが取れたのです。それを聞いて、ますます嬉しさいっぱいの優しいヤマトさんになりました。

毎回のセッションでは、自分の好きな曲「宇宙戦艦ヤマト」で、前に出てジャンベを叩いてメンバーと楽しく歌いました。

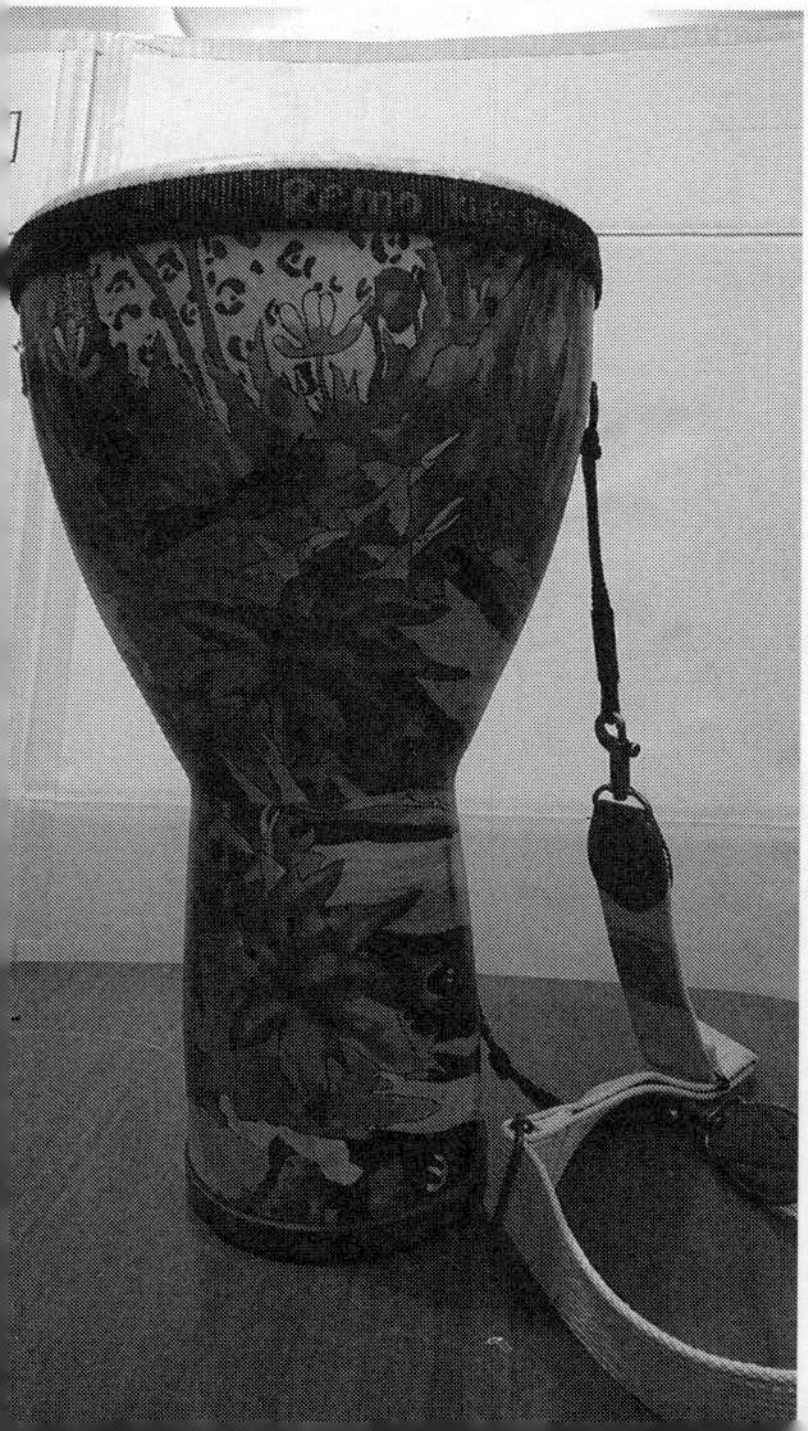

もう一つ、わかったことがあります。それは気づき発見といえることです。「バカ」しか言えないのですが、コミュニケーションが取れてくると、「バカ」に色々違いがあることに、セラピストの私は気がつきました。

同じ「バカ」でも↓「いいよ」、「もっとやって」、「楽しい」、「バイバイ」、などがあるのです。

そして、特に一緒にやってほしい時は、私のピアノのところにきて鍵盤をチョンチョンと叩きました。他に「オウ」と顎をしゃくりながら、私に寄ってくるしぐさをする時もありました。こんなことが色々分かるとコミュニケーションが出来ます。もうすっかり別の優しい優しいヤマトさんになっていました。

もう一つ、変わったことがあります。

それは毎回、セッションの始まりに行っていた一人ずつの呼名反応の呼び掛けです。私の「今日は誰から呼びますか?」と言う声に、希望者が手をあげた順番にやっていました。すると、ある時、ヤマトさんがリーダーになり順番を決めてくれるようになりました。メンバーもそれが良いと認めているようでした。

以前は問題行動があって、グループメンバーからはけむたい存在になっていたと思います。それが今ではリーダーっぽい存在に変化しました。

何がヤマトさんを変えたのでしょう。考えてみたいと思います。「自分の思いが音楽の場でかなえられるのだ」という満足感を得たことではないでしょうか。このことからヤマトさんは、自分の周りのメンバーにも気持ちが通じる結果が生まれて、音楽からコミュニケーションが持てるようになりました。

そして、音楽の心が伝わる力によって、自分のことが認められているのだ・・に気づきはじめて、日常の行動も乱暴は無くなり、優しい笑顔につながったと思います。タウトは「音楽、リズムの受け入れ効果により、脳のネットワークに新たな経路を構築し、脳の可塑性を実現する」（２０１１新版　リズム　音楽　脳）の理論です。そのことは、今までにないことが見られるという意思表示の変化ということと、関係があると思われます。

松井紀和（１９８０版音楽療法の手引き）は「音楽はコミュニケーションである」と述べています。特に言語的コミュニケーションが困難な場合にも比較的容易に使える事が認められています。これは、言葉に乏しいヤマトさんの場合に当てはまるのではないかと思います。

また、ヤマトさんが気に入ったジャンベは、カラフルで楽しそうな感じがあり、キッズ用で小さく、しかもショルダーベルトを用いて、動きが不自由であってもうまく使えました。これで、一層の意欲が湧いてきた、など、色々良い気づきがありました。

そんなことがあって、ヤマトさんは音楽の場が気に入ったのだと思います。ずっと優しい笑顔のヤマトさんの施設生活を望みます。

♪重度心身障害者の音楽療法における心理的変化
～ウッドさんが笑顔になったのは～

いつも車椅子テーブルにうつ伏せで、何となくしくしく泣いている感じでした。

ウッドさんと呼ぶことにしました。重度心身障害者施設療育センターに入所しています。32歳の女性でホームシック状態が続いている…と職員さんから伺いました。

これが私の初めに会った印象です。

出生時仮死状態で脳性麻痺になりました。母親が死亡して5歳から療護園に入園、13歳から肢体不自由児施設入所、養護学校高等部卒業後、そのまま現在の療育センターでずっと入所生活しているのです。

お家にはお父さんと弟がいます。時々帰るそうです。お父さんは膝が悪くウッドさんの世話が大変とのことですが、家に帰ることを楽しみにしているので何とか続けてあげたいと言っていると、聞きました。

ずっと小さい頃から入所生活なのです。寂しい気持ちが心に入り込んでいるのでしょう。たまに帰るお家の思いが忘れられずにいて、センターでの入所生活では、いつも寂しくホームシック状態になってしまうのです。

私の音楽療法時間（同じ入所グループメンバーでやっている）にも最初のうちはなかなか来ませんでした。

でもグループが終わってメンバーが音楽室から帰ってしまうと、入れ替わりに一人でやって来るのでした。どうやら一対一で関わって欲しい様子が見られていました。私と一緒にリクエスト曲を歌う時は、うつ伏せテーブルから顔を上げ、そして声も出ていました。暫く一緒に歌うと「いい・・・」とだけ言って嬉しそうに病棟に戻りました。そんなことが続いていたのでした。

音楽療法のある日、突然グループメンバーと一緒に音楽室に来ました。そして皆と「大きな古時計」を歌ったです。

セラピストの私が、歌のチクタクチクタク部分で、楽器ウッドブロックを鳴らしました。すると、突然「自分が鳴らす」と意思表示したのです。こんなことは初めてだと付き添っていた職員はビックリしました。

左手が少し動きます。右手では持つことは出来ません。鳴らすときは補助で付き添いの職員がウッドブロック本体を持ちました。

最初は左手の棒は撫でるような動きでした。次第に棒が垂直方向に動き出して叩けるようになりました。鳴らしたい…という気持ちがいっぱいで、左手の可動域が促進されて来たのだと思います。それを見て、周りが驚きました。

毎回、「大きな古時計」をリクエストするのです。そこから自分がウッドブロックを鳴らすのだ…という役割感を持ってきたように感じました。

しかしながら他の曲の時などでは、うつ伏せ状態や、しくしく泣いていたりしていました。でも終わった後、帰りに残って一対一で歌うと、とても嬉しそうで「いい」と言って満足そうな様子で病棟へ戻りました。

そのうち、音楽にグループにメンバーとして積極的に参加するようになって、しくしくが無くなり笑顔も見られてきました。

リズムに合わせて「チクタクチクタク」でウッドブロックを鳴らす様子はとても楽しそうになってきました。リズムに誘導されて左手の動きが上手になり、可動範囲が拡大したことで意欲も一緒に引き出てきたのだと思います。

何と、このグループメンバーは対象者ウッドさんを中心に活動するようになってきたのです。その上、メンバーと一緒に楽しそうな表情が見られてきました。これはメンバーとのコミュニケーションの一歩の始まりになりました。音楽療法的に言ってみると、音楽的対話のようなものが働き、それによって良好な対人関係をもたらしてくれたものと思われます。

この後から対象者ウッドさんが大きく変化したのです。気持ちが安定してきて役割感に自信が見られてきました。以前のしくしくの姿は想像のつかないような感じがしてきました。

ある日、セッションでBGMに使っていたCD曲「シンコペーティッドクロック」を聴いて、突然、自分がウッドブロックをCDに合わせて鳴らしたいと言いだしました。この意志表示を聞いて皆がまた、ビックリしました。

ちょうど、療育センターのクリスマス会がそろそろ近くなっていた頃でした。それでグループメンバーはこの「シンコペーティッドクロック」をウッドさん中心で、CDに合わせて楽器演奏をしようと決まったのです。

本番のウッドブロック中心の演奏は褒められました。褒められたウッドさんはますます意欲が湧いてきました。そして、しくしく状態も無くなり、生活も落ち着きました。

もっと驚いたのは、グループの中にウッドブロック仲間が増えてきて、リーダー的存在へ変化したのです。

これは、音楽療法的に解釈すると、音楽をグループ皆と一緒に行うこと・・・音楽活動（合奏）の共同行為が、ウッドさんへ協調性や責任感の導きをもたらしてくれたものと思うのです

（松井紀和）。

暫くすると、私のところにウッドさんから自筆の手紙が来ました。

それには『ありがとう
おんがくきいて
います。
たのしいです。
ウッド　』

私はびっくりしました。どうやって鉛筆が持てたのでしょうか。

言語で表せないので、不自由な手で一生懸命に書いてくれたのです。

それに、しくしくではなく、楽しく施設生活を過ごしているのを、私に伝えたかったのか分かりました。私は嬉しくて涙が出ました。

もうウッドさんはホームシック状態では無くなったようでした。

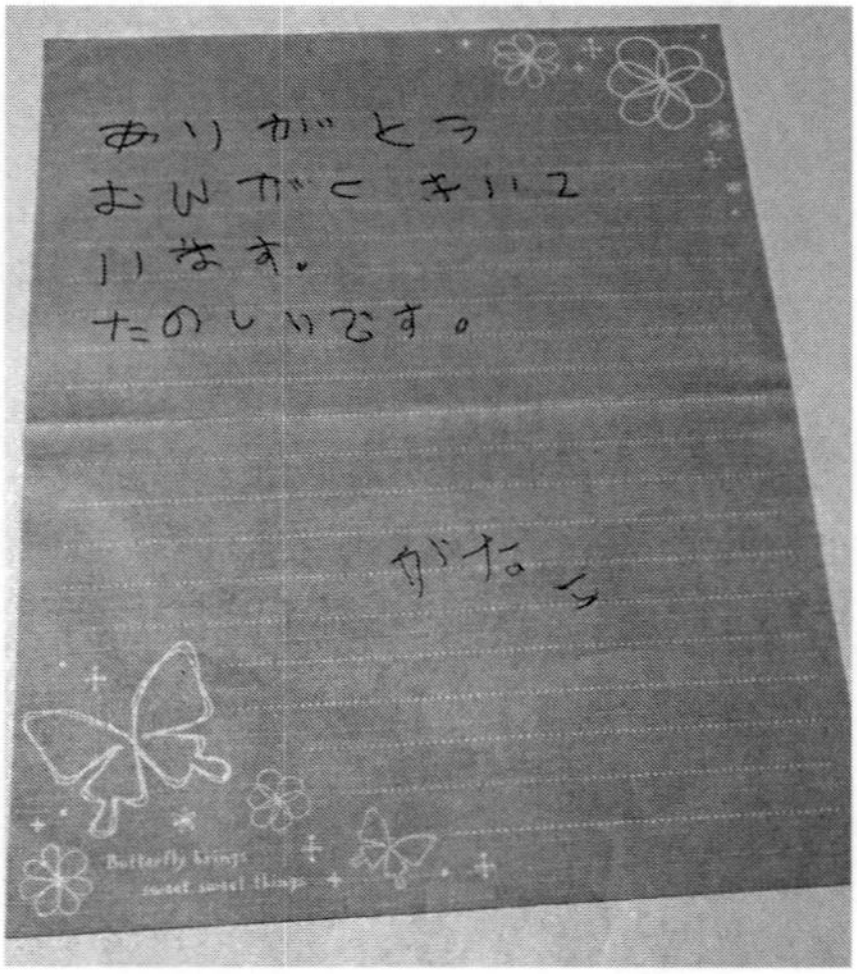

考察してみます

何がウッドさんのしくしく状態を笑顔に変えたのでしょうか。

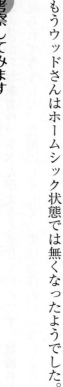

考えてみたいと思います。

音楽は、聴覚—脳幹系列により、直接情動に働きかけます。したがって、このことは言葉を媒介にしない心理療法として秀でた特性を持つと考えられます（松井紀和：著書「音楽療法の手引き」牧野出版）。


タウト（注1）はこのように述べています。

『音楽とリズムの効果は、運動機能を再訓練する際に神経学的、運動機能障害の手助けとなる。このように音楽は欠陥を生じた体内機能の代用となり、脳の代償的ネットワークにアクセスし、新たな経路を構築し、そうして脳の可塑性を実現する。』
（注1）マイケル・H・タウト　脳科学者。音楽療法の科学的なアプローチと動きにおけるリズム認知を中心に研究を行う。
著書「リズム、音楽、脳　２０１１年新版　神経学的音楽療法の科学的根拠と臨床応用」p.69

このタウトの理論は、ウッドさんに当てはまることが色々あるように感じられます。

音楽やリズムを感じて楽しくなることにより、笑顔と共にウッドブロックを叩く手の動きが促進しました。また、この運動機能を手助けされたことにより脳の新たな経路を構築して脳の可塑性が実現しました。

それにより、手紙を書くということが可能となったのでは・・・とそんな気がします。これまでには思ってもなかったことが実現することとなったのです。

ここにウッドさん自筆手紙を載せたいと思います。ご覧ください（p.50）。

第8回日本音楽療法学会学術大会（2008川崎昭和音大）において、演題口演発表した論文に加筆修正。

♪つばさちゃんが歌えたお話し

そこは、発達障害を持つ児童の自主グループ放課後支援の場です。主に自閉症傾向や多動性障害のお子さんたちが参加しています。様々な様子を見ながら一人ひとりへの対応が必要でした。私がセッションルームに行くと、つばさちゃんはいつも早く来ていました。そして部屋の隅の方で何故かＣＤデッキに耳をくっつけて聴いているようでした。「どうしたの？」と声をかけても振り向きませんでした。ですので、しばらくは何をしているのかな・・・と思っていました。

つばさちゃんは小学校四年生。おとなしい感じの女の子、特別支援学級に通っています。自閉的傾向があるそうです。発語がありません。学校へ迎えに行ってくれるサポートの人と一緒にセッションにも参加していました。

サポートの人にお尋ねしても、どうしてＣＤデッキに張り付いているか分からないとのこと…そしてつばさちゃんは、自分で好きな歌が歌えないとのことでした。

言葉を持たないので、歌が歌えないのでしょうか。

私は障害児が専門の先生にお聞きしてみました。先生のお話しでは、「脳の言葉を話す回路と歌を歌う回路は別である」とのこと…ですので、発語と歌うこととの関連性ははっきりと解明できずに、詳しくは分かっていないそうです。

つばさちゃんは、自分は歌わなくても、グループの皆が歌うのを楽しそうに聞いて参加している様子でした。

他の活動でも楽しそうにしていました。でも少し引っ込み思案な感じがありました。その中でも「アヴィニョンの橋で」に合わせて、ひとりずつ輪の中（鈴ベルトを長くつなげて作ったもの）へ入っていく活動には比較的積極的でした。歌に合わせて「○○ちゃんがく～る～、○○ちゃんもく～る～～・・・・」とグループ全員が輪の中に入るまで歌います。

その時も歌っていないのです。でも自分が呼ばれる番が近くなるのがつばさちゃんはとても楽しそうでした。引っ込み思案気味でしたが、この活動にはいくらか積極的に参加しているように見えました。

全員が入ったら汽車をしながら「線路は続くよどこまでも」の歌に合わせて、輪で部屋の中を行進しました。グループのメンバーの調子が良くなってくると、「アンパンマンマーチ」でさらに続いて行進していました。

つばさちゃんは、楽しそうですが、いつもうつむきかげんでした。日常もそんなことが多いとのことでした。

つばさちゃんに変化がみえた！

ある時、私がピアノで「つばさをください」を弾きました。

すると、うつむいていたつばさちゃんの顔が突然パッと上がりました。そして「自分が歌う」と前に出てきました。私はビックリしたのですが、「わぁ！　歌ってくれるのね」と声を掛けて、一緒にピアノを弾きました。

するとどうでしょう、何とすぐに大好きなこの歌をとっても上手に歌いました。

私はつばさちゃんの声を、初めて聴きました。可愛らしい良い声でした。歌のメロディーもピアノにぴったりあっていました。

人の前で生まれて初めて歌えたとのことでした。このことは、サポートの人もとても驚いていました。


もう一つ、驚いたことがありました。それはつばさちゃんの顔が、この後から、うつむきでなくしっかり上がったのです。それに気持ちに自信を持ったのか、それ以来、引っ込み思案傾向が積極的な感じに変わってきました。

そしていつもつばさちゃんは、ニコニコと前を向いていました。


さて、ここでどうして突然つばさちゃんが、歌が歌えたのか考えてみます。

これは私が思ったことです。

♫ ピアノの音程が、偶然につばさちゃんの声が出せる高さであったのでしょう。このあと、CDで同じ歌を聴いていたのだということがわかりましたが、CDは音程がもっと高くて、自分の音域と違い大好きでも声が出せずに歌えなかったらしいのです。

♫ 私は「つばさをください」では、歌の後半部分でメロディーが高くなり、一般的に歌いにくい場合が多いので、メンバーが歌いやすいようにと通常よりキーを下げてト長調でピアノを弾くようにしていました。

そのキーの高さが、偶然につばさちゃんの声が出せる音程と合ったのだと思います。それはとっても嬉しい役立ちの現実でした。

私はこのキーはつばさちゃんだけを意図してのことではなかったのでしたが、そのことにより、結果としてつばさちゃんが歌えたという実現がありました。

ト長調の音程が偶然受け入れが出来たことにより「脳の回路に声を出して歌うという新しい回路の実現を導いた」（タウト2011）のかと思います。

しかし他の歌は歌えません。大好きな「つばさをください」だけが、しかもト長調のキーで可能なのです。

歌えたということで、自信を持ったつばさちゃんです。これからどんどん成長していく過程を、しっかりと顔を上げて、このことを忘れないで頑張ってくれればいいな…と私は願っているのです。

♪ジョージ君の物語

私が彼に出会ったのは、もう10年くらい前です。

私の次男と同じ年の彼は、ママに抱かれていると、おとなしい赤ちゃんでした。

幼稚園に入ると、彼のママは、音楽療法を受けさせたいと、私に相談してくれました。

そこで私は、彼のために自宅で音楽療法教室をはじめました。

彼はあまりお話が出来ず、様々な事に恐怖感を感じる男の子でした。

発達がゆっくりで、感覚過敏、特に音と触覚への過敏さを持っているため、様々なことが、とても恐ろしく感じるのです。

発達検査では、生活年齢より全領域で1年半から2年の幼さがありました。

彼の成長のたび、色々なことを一緒に練習しました。ハサミやのり、でんぐり返し…。

音楽はいつも頑張った彼のご褒美でした。また、音に敏感な彼は、音楽を楽しむことで音への恐怖を軽減していきました。音楽と共に様々な感覚遊びをすることで、触覚の過敏さも軽減されていくようでした。

いつしか、彼は成長して、音楽は彼の友達になりました。

ある日、ピアノを弾いてみない？　と私が彼とママに伝えました。すると、二人は喜んで、たくさんピアノの練習をしてくれるようになりました。

そのころは、視線の動かし方が難しく、ピアノは楽譜や鍵盤を見ながら演奏するため、彼の見る練習にも有効だと考えたからです。

私は彼をコンサートで演奏させたいと考えました。

ホールで演奏なんて、出来るのだろうか？　小さい頃はあんなに恐怖感を感じる子だったのに!!

演奏する曲はドレミの歌です。指の力も弱い彼には右手の5本の指を全部使わなければいけないので難しい曲です。

半年かけて準備し、その当日、学校の先生や友達、家族の前で、立派に演奏した彼は、その1日、舞台の上で躍りながら音楽を楽しみました。そこにはもう、恐怖感を感じて泣いていた彼は居ませんでした。

それから数年、今彼は、小学校の特別支援学級にかよっています。体育や音楽などは普通級で授業を受けることもできています。

大きな音への恐怖は、不快という言葉にかわり、自分で周囲の大人に、不快感をつたえることができるようになり、生活がしやすくなりました。

触覚の過敏さも、お母さんが言うには、困ることはなくなったそうです。

ピアノは、ほんの少し両手で弾けるようになりました。

いつまで彼の成長を見させてもらえるか、わかりませんが、彼の人生が、この先も音楽と笑顔に溢れていることを祈っています。

♪若年性認知症になったダウン症A子さんの音楽療法

A子さんとの出会いは30数年前に

A子さんが養護学校を卒業する時、彼女のお母さんたちは卒業したその先の事を心配し考えていました。普通の子どもならあと4年大学生活を送ることが出来るはず。それならその4年間を彼女たちらしく楽しく過ごせる居場所づくりをしようと数人のお母さんと養護学校の先生が協力して、市内のビルの一部を借りて「生活文化学校」を立ち上げました。

絵や粘土細工、織物、食事作り、エイサー踊りや、その他いろいろな事に挑戦し日々を楽しんでいました。お世話をしてくれる人は、養護学校を退職した先生や、障害の有る子どもたちに関心を持ち、心を寄せてくれる大学生、それに親たちの惜しみない協力でした。仲間も次第に増え、立ち上げ2年目に私の娘も入学（娘も養護学校の卒業生）しました。

ダウン症のA子さんはとても快活で何事にも積極的で常にリーダーシップを取る人気者でした。この頃に、私はお母さんを通してA子さんを知ったのです。その後「生活文化学校」はどんどん成長して、現在NPO法人として通所授産施設、グループホームなど幅広く障害のある人達のための活動を積極的に行っています。何より地域の人々との交流を大切にし、夏まつり、一斉清掃活動、子ども会活動などに積極的に関わり、地域に根ざした居場所づくりを実践しています。

診断は若年性アルツハイマー型認知症

A子さんが40歳を過ぎた頃から、少しずつ変化していることに気付いたお母さんは、次のようなことを話していました。

最初に気付いたのは歩行が困難になって転ぶようになってきたこと、言語がますます不明瞭になってきたこと、行動に意欲が見られなくなってきたこと等でした。地域のかかり付けドクターによると、脳機能の萎縮が進行する若年性アルツハイマー型認知症、と診断されたそうです。

すでに高齢になられたご両親は、A子さんのお世話を現在の介護付きグループホームに託しました。もともとこのグループホームは、開所当時から入所をしていた場所で、いわば第2の自宅といった所、本人も家族も心から安心できる居住スペースなのです。

このグループホームにはA子さんの他に3人の仲間がいます。昼間は近くにある通所授産施設で主に手織りのマフラーやストールなどを製作することを仕事としています。月に一度自由レクリエーションとしてボーリングやカラオケ等に行ったり、選択カルチャーは美術、ダンス、太鼓のリズムセッション等、ひとり一人が思い思いに好きなものを選んで楽しみ、ゆったりとした時間を過ごしています。もちろんA子さんも元気な時はそうでした。

セッションを始めて

以前A子さんのお母さんから「A子は小さい時から歌が大好きで、よく私が歌ってあげたけど今はもう無理なので、時々で良いから傍で歌ってくれない？　耳は聞えるのよ。」と言われた事がありました。それからしばらく時間が経ってしまい改めてお母さんの了承を頂きました。

セッションを始めるにあたり、アセスメントをグループホームの主任スタッフに伺いました。A子さん54歳、ダウン症で重度知的障害をもち、慢性心不全のため肺の機能も低下している。そのため24時間酸素吸入は手放せない状況。脳の機能は10年くらい前から萎縮が進行しアルツハイマー型認知症と診断されている。本人の意思表示は無いため、食事やおやつは胃ろうで行い、排せつはオムツ使用。タン吸引はスタッフが全員有資格者で行っていること等を、とても穏やかな口調で話して頂きました。

初めてセッションを行う日に、A子さんの部屋をあらためて訪ねました。角部屋で明るい陽ざしの中、可愛らしい調度品が置かれ、きちんと整理された部屋の中央に介護用ベッドが置かれ、A子さんはそこで静かに寝ていました。懐かしさのあまり、思わず大きな声でA子さんの名前を呼び、私が何者かを知ってもらうために娘の名前とその母親であることを告げましたが残念、無反応・無表情のままでした。対処に戸惑っていたところを、その日の担当スタッフがサポートに回り私は助けられました。その後も毎回スタッフの方々にサポートして頂き本当に助かりました。

何回かセッションを重ねるうちに、時々介護ベッドが起こされていることに気付きました。

スタッフはA子さんの背中を拭いたり、吸引をしたり、体の位置を少し変えるだけでも気分が良いようだと、笑顔で話してくれます。セッションの日は私を待っていてくれたように思えて、A子さんとの視線は合わないが、それでも目を開けている姿を見るようになり嬉しくなりました。そこでいろいろと話し掛けます。季節のこと、その日の体調のこと、夏祭りのこと、楽しかった昔のこと（？）ではなく、チョット前の若い時のこと等々。

A子さんの腕が動いた！

ある時、いつものようにA子さんの好きな太鼓を、「村祭り」の歌に合わせてリズミカルに祭り太鼓のように叩きました。ちょうど地域の夏祭りの時で賑やかな様子がグループホームのA子さんの部屋にも伝わっていたのです。太鼓の大きな音に驚いたのか、リズミカルな音の響きに反応したのかは不明ですが、両腕を小刻みにプルプルと動かしたのです。動いたのはこの時だけでしたが、一緒に「村祭り」を歌ってサポートしてくれたスタッフも何かのサインと思うが判明しないとの事。2人とも、ただビックリし、そのことに感動を覚えました。この日のA子さんは、鼻水、よだれ、泪も無くとても爽やかな様子でした。

その事があってから、A子さんとの距離をもっと縮めたいと思い、手のひらや指、腕など、スキンシップを試みました。「おはなし指さん」を歌いながら指を一本ずつ擦り、最後に手のひらを2回ポンポンとタッチします。目は閉じているが手のひらや指に触れていると、瞼が動き穏やかな表情が見えます。このハンドタッチは回数を重ねる度に安心・信頼感が増したようで、目を少し開け気持ち良さそうに大きなあくびを繰り返し、タッピングの刺激もあってか腕がプルプル動き、やがて目覚めていくのが分かり、表情の表出を感じるようになりました。

リズミカルな太鼓の響きは身体へ振動として伝わり、ハンドタッチは心地よい刺激として直接情動に働きかけ、結果として音楽的刺激と療法的行為により、脳の可塑性に繋がったのではないかと思われます。

スタッフからお聞きしました

セッションをした後は、音の響きやタッチが身体に心地よい刺激となり、体温も安定しタンがいつもより出やすくなり、夜は寝つきが良いという嬉しい報告でした。

また別のスタッフからは、A子さんのお父さんがお亡くなりになり、その葬儀にA子さんを参列させたいと思い連れていったそうです。車椅子に乗せ、事業所の車で行きました。もちろん事業所のスタッフも一緒です。A子さんは大好きだったお父さんとのお別れに参列したのです。きっとお父さんも最後にA子さんの姿を見て、お二人に相通じる何かがあったのではないかと推察せずにはいられませんでした。

スタッフの日常何気ないと思われる行動から、日々、A子さんを支えている様子を伺い知ることが出来ました。

これからもスタッフと共に、私も自然体でゆっくりと寄り添いつつ、継続していきたいと思っています。

SECTION

Ⅱ セッション

自分の声が聞こえない聴覚障害　和子さん（39歳）の歌唱指導

自分の声が自分で聞こえない和子さんが、１万人の観客の前で、嵐の「二宮和也さん」とステージで歌いました。歌うまでの歌唱指導の成り行きが書かれています。

２００４年の６月に日本テレビから直接私に電話がありました。

その当時、川越の東京国際音楽療法専門学院という専門学校の教務主任が私の仕事で、千葉県君津市より高齢の夫を残して単身赴任していました。もうすでに赴任から７年がたっていました。

テレビ出演は結構ありました。まだ音楽療法が珍しい時期で、常勤で勤めていた私は声をかけやすかったのだと思います。

「24時間テレビ」の企画で聴覚障害女性に歌の指導をして欲しいとの依頼です。テレビの生放送の際に上手に歌わせるという条件であるので、引き受けて良いかどうか迷いましたがやってみる決心をしました。しかし不安の連続でありました。

和子さん

和子さん39歳。夫36歳。結婚して3年。子どもなし。進行性聴覚障害にて10歳くらいから聞こえが悪くなり、32歳には110デシベル（全く聞こえない）となる。知的レベルは高く、体系は小柄、細身でかなり美人です。耳鳴りめまいの症状が過労や季節の変わり目などに発生します。バレー・ピアノのレッスンにも通っていて、性格は明るく、前向きで生き生きしています。コミュニケーション手段は手話と言語（伝えるだけ）です。

方法

常にテレビ用のカメラが回っている環境です。レッスン場所は東京国際音楽療法学院で2回、スタジオ2回、自宅（仙台）1回、和子さん実家1回、日本テレビ2回、武道館リハーサル1回、その他アシスタント天賀典彦による自宅レッスン4回、合計13回の練習の後に武道館本番になる。

人的構造

主指導者筆者。アシスタント渡邊えりか（音楽療法士補）、川島章子（東京国際音楽療法専門学院専門1年）、天賀典彦（東北大学医学部大学院1年　音楽療法士補）。そのほかジャニー

ズ所属「嵐メンバー」二宮和也（3回）

経過

6月20日ディレクターの神山裕人さん、AD千葉弘智さんと会い録音テープを聞きます。曲「見上げてごらん夜の星を（坂本九）」を本人が望み決定していました。聴覚を無くす以前に家族で歌っていたものです。2箇所くらい合っている所はあるものの歌とは呼べないものでした。しかし、①声間が出ること、②以前の歌の記憶があること、③本人にやる気があること、④知的レベルが高い、この4つの条件で、上手くいくかも知れないと考えました。次の週に筆者のダウン症児のセッション（次ページ）を千葉さんが見学に来られてビデオ収録しました。それが多分局側の実質的な私に対するテストであったようです。

スタート

ようやくスタートするらしいと思ったのは、6月最後の週でスケジュールの調整の話しがあった時です。学院にも協力の依頼となりました。しかし実際には和子さんの体調不良により、レッスンが開始されたのは7月5日でした。

ダウン症児のグループセッション

当時勤務終了後に公民館で行っていた、ダウン症児のグループセッションがありました。ダウン症児ばかり、4、5人のグループでした。

リーダーのママさんから「上手に出来るように」が依頼されたことでした。障害としては、軽いほうで、お話しはでき、理解もありました。全員中学生男子1名女子3名でした。あまり人を増やさないのがやりかたでした。

指導内容は＊歌　＊ダンス　＊楽器で、選曲はママさんでした。このグループは、NPO法人として活動することになっていました。

一般にダウン症児は芸達者で、もの真似が得意です。

特にこのグループは母親たちが非常に熱心で熱い想いで、音楽活動を進めていました。私は指導者という立場で、療法という視点ではなかったように思います。

さてこの活動の中で不得意なのは歌唱です。

それは、筋肉が柔らかいダウン症児は、のどを緊張させるのが難しく音程がかなり悪いのがわかりました。声、のどは目に見えないので、音の高さが説明しにくい。高い低いを理解してもらうのには工夫が必要でした。

そこで、考えたのは、目に見える形をとるということでした。

図は三角形をかいて横に線を引き、それぞれあなたはここに位置するというように説明しました。上に行けば声が高くなる。同じ声は同じ箱の中にある、というような説明です。これは、後に24時間テレビの和子さんに説明できるもとになりました。

すっかり良くなるのは難しいですが、声というものを理解するのには役に立ちました。

そこへいくと楽器は目に見えるので、指導が楽です。

一つはミュージックベルです。

これは宿題として、音名を覚える。曲は川越の歌「通りゃんせ」です。

緊張感を養うのによい課題で、よく音楽療法の現場で使われます。


もう一つは沖縄の「カンカラ三味線」です。これは、専門学校でお三味線を教えていた杵屋弥一郎先生のアドバイスを受け購入してもらい、曲は「さくらさくら」でした。

一番上手なのは、ダンスでした。

これは文句なく可愛くて本当にみんな笑顔になれました。曲は「さくらんぼ」です。テンポが良く間奏もあり、ポンポン（テープで作ったチアガールが持つようなもの）をもって、ダンスはリーダーのママさんが子どもの出来ることを考えて作ってくれました。


このような活動をしていました。

この活動を参考に、日本テレビ局で笠嶋に依頼するかどうかの会議が持たれたようでした。

ディレクターには、「実現（依頼）するかどうかは分かりません」といつも言われていました。

このセリフはかなり練習がすすんでからもいわれました。

いくつか候補者があって検討しているみたいでしたが、ある日ディレクターから「先生結構いい線いってますよ」と言われたことを覚えています。

学院第1教室

初回は本人も緊張が強いです。アセスメントをします。聴力に関して「①マイク、アンプ　②ピアノ　③キッズドラム」でテストします。①については全く役にたたないことが判明。②聞こえるとの意思表示があります。しかしそれは音程と関係がないと判明。③は、響きは届きます。その他コミュニケーションは唇の形で判断するのこと（しかしその後それは使えないのが分かりました）。

出だしの「レ」音をどう採るか考えました。

そこで思いついたのは「ちょうちょ」を二長調の場合、音名が「ラファファ　ソミミ　レミファソ　ラララ」となることです。和子さんに思い出すかどうか聞いてみるとOKでした。

その方法でレは獲得できました。しかしそのレ（D）の高さをどう伝えるかが問題になります。音そのものは出すたびに違う音となります。

1　私がピアノを弾く

2　渡邊が音の高さを手振りで伝える

3　川島が絵文字で更に確実に伝える

という3段戦法にしてみます。絵文字の内容は学院事務職で絵の上手い村山佳代子さんに描いてもらい「あっぱれおじさんシリーズ」のようになります。（本番にこれがビデオで紹介され会場から笑いが起きます。）

同学院にて連日行います。忘れないようにというのが神山ディレクターの考えです。ちなみに収録の前後にはミーティングが常に行なわれ、どう進むか検討されます。

カメラさんから「先生今日はどうやるのですか？」と質問されますが、実際の所答えようがありません。私も分らないので。これはいつもの音楽療法のセッションと同じです。

いつものセッションは当日のクライエントの状態を観察（アセスメント）して、本日を、判断します。これはランニングアセスメントといいます。

さて「レ」はなんとかできるようになりました。次が問題で「シ」。「見上げてごらん よるの星」の「みあ」の「あ」の音で6度跳躍します。とりあえず「ちょうちょ」の「レミファソラララ」を歌って貰います。ついでに「シ」はその次の音と認識してもらいます。が、なかなか上手くはいきません。そこで思いついたのが、「思い切って出す・・・思い切った動作をする」が関係あるのではないかということに至りました。〝ひらめき〟のようなものです。

ひらめきは感で、まあ思いつきのようなものです。私たちが音域の離れた音を出すとき思い切って出す、気がいたしました。

それを視覚に表すのですが、身体の体験が分かりやすいかと考えた訳です。

学院には米国製のリトミック用の大きな布があります。それをジャンプしながら振る・・・その時声を出す、という活動です。これは渡邉がモデリングをし、伝えました。素直にしたがった和子さんの喉から今までとは違う高い声が出ました。

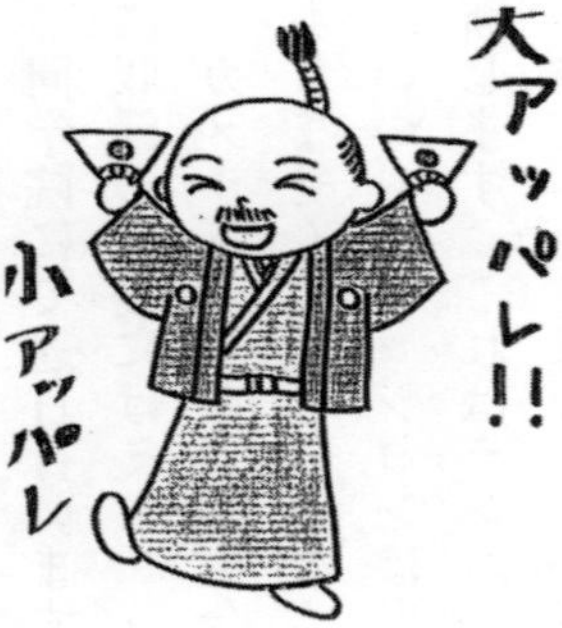
大アッパレ!!
小アッパレ

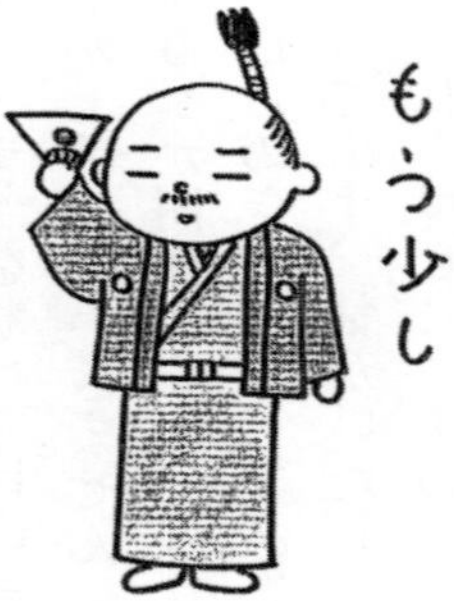
もう少し

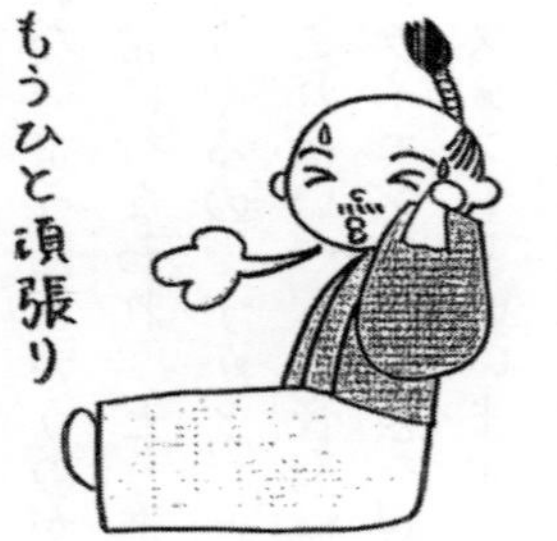
もうひと頑張り

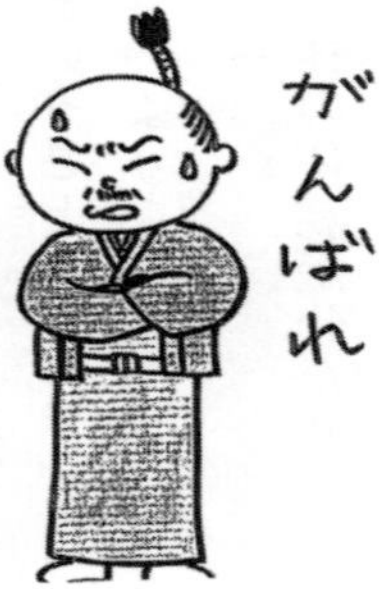
がんばれ

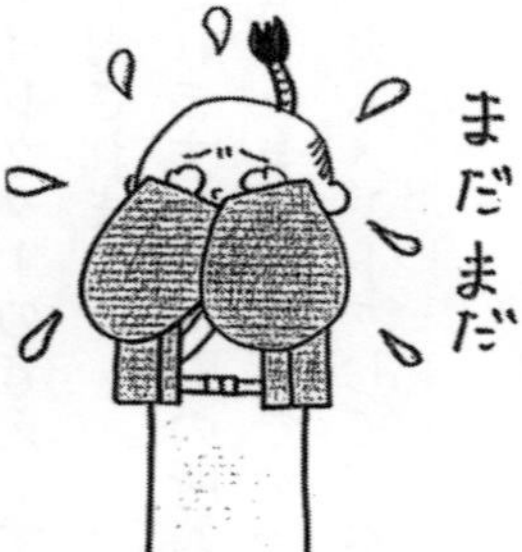
まだまだ

1もう一度

2　休憩

3　同じ高さで

4　最初から

あっぱれおじさんシリーズ（絵：村山佳代子）

それは「シ」の高さとは違うが何かを越えた高さにはなりました。そこで御自分の感じる喉の変化を尋ねると「ある」と答えました。つまり身体の「変化」を今までと違う声の出し方と認識したことになります。ここで和子さんの頭の良さがものをいいます。そこの感覚さえつかめれば、あとは高さの調節になります。私は少し安堵を感じたものです。

その時リズム感のテストをするつもりで、歌いながら太鼓を叩く活動してみた結果、歌う活動と叩くという同時の活動は無理と判断しました。これは歌う行為はかなり「集中力を必要とするものである」という認識をスタッフ一同が持つことになり、このことが「本番を上手にするキーポイント」であることとなりました。

この日の宿題は「曲を階名読みで出来るようにしてくる」となり、終了しました。

その際本日は「40点」ですと和子さんに伝えると、初日は？　というので「20点」です、と応えました。以後それからいつも点数をつけるようにしました。

この日の宿題は階名で全部覚えてくることとしました。

点数を付けたのは、音程が普通になった場合、１００点にしようと思いました。それと点数化すると和子さんの励みになると考えました。本人は全く分からない訳ですから。

レッスン3

都内スタジオにて練習。いつもの撮影隊の他に音楽プロデューサーと編曲者2名の方が加わり大勢のセッションになりました。合計12名。

最初に身体ほぐしのラジオ体操。普通の歌唱の場合、身体ほぐしはするのですが、本当はそういう問題ではないので、少しむなしい感じもしました。

本日は階名唱（ドレミでよむ）ですが、イメージの中で「同じ音名」は「同じ音」という捉え方をして欲しいと考えました。それで宿題として家でやるように指示。これは「同じ音名は同じ音である」として、声の高さを決めて欲しいと考えその確認の作業です。

スタッフ一同上手くいくかもしれないという気持ちになってきました。本日は55点。曲のキー、前奏、中間部、後奏などの打ち合わせを編曲者の高島康太さんと行い終了となりました。

レッスン4~6

仙台の和子さんの自宅に伺う。アシスタントの天賀君に、練習の仕方を指導するためです。サインの出し方、「あっぱれおじさん」の出し方、点数の出し方などを伝えます。家がたまたま彼の大学病院の前で徒歩5分の距離でしたので、びっくりしたものです。このときは、撮影隊はいません。局側の考えで地元で練習の体勢を作って欲しいといわれていました。天賀君も色々忙しい中頑張ってくれました。その後2回程、自宅でのレッスンとなります。

「あっぱれおじさん」は団扇状態にはりつけて、アシスタントの川嶋さんが掲げました。本番は渡邉さんがやりました。「音の高さの段階が分かる」ようにです。

音程が崩れた失敗は集中力の欠如が問題であり、指導者の観点で音程の正しさを考慮するものではないので、再度、レの音の確認、そして思い切って出す高さの身体体験をやり確認するということでした。

レッスン7

「嵐の二宮さん」と初めて会いました。

ドラマ、コンサートツアーなどで超多忙の二宮さんはこの企画の中では和子さんをサポートする役であり、ギターで共演するというものです。

なかなか収録が出来ず、ようやくの実現となりました。実際にお会いすると拍子抜けするような「素直な、すこしたよりなげで、誠実そうな」印象でしたが、イマイチ、若者が大騒ぎする人気の理由は理解できないと思いました。かなり疲れていそうで、その後入院したと聞きました。スターは大変です。

しかし練習が始まると実に飲み込みが良い人だと判明しました。当日は局の宣伝部の方も見えていました。結構その方々の視線を気にしないのも大変なことです。二宮さんはギターをひく、そのギターに和子さんが手を沿えて、テンポを確認する形を作ります。この形が本番でも行われました。

二宮さんはとてもいいひとで「僕もステージは大変で、凄く緊張するよ」と優しく声掛けしてくれました。「あなたはダメよ。しっかりね」というような言葉は一切ありませんでした。

たぶんその優しさは和子さんも肌で感じたことでしょう。

「きれいな和子さんとスターの二宮さん」は何もしなくてもステキです。

しかし現実は簡単ではありません。せっかく作った音程も10分の休憩で、あわれにも、崩れました。聴覚障害では、音は内部にあります。だから当然ではありますが、私達は初めてそのことに直面しました。そして次の段階ではもっとそのことを思いしらされる事となりましたが、その日の点数は87点にまでなる。

和子さんも大喜びです。

レッスン8　全く高い音がでない

都内のスタジオで、二宮さんとの2度目の練習となります。前回上手くいって、みなひと安心をしていました。まずは歌ってもらいます。

一同愕然としたのは、全く高い音がでないのです。その間10日が過ぎていました。

「ああこういう事なのだ」と悟りました。これがこの度の指導、訓練の本当の難しさであります。御本人に「今のは何点と思いますか」と質問すると、「分りません」と答えられた。私は一度できれば上手くいくと思っていましたがそれは間違いだと判明しました。もちろん和子さんのせいではないし、和子さんのせいに出来ないのも当然です。しかし、なんとかせねばと私はあせりました。

それからもう一度最初のやり方で、やり直しになりましたが、二宮さんがよく分って協力してくださる。しかし和子さんにはダメであることを伝えます。この様子はビデオで紹介されました。

そうこう何度かしている内にやや高さが出てきました。

終了時にＡＤの千葉さんから、次の日本テレビでの全体リハーサル前にもう一日練習を入れるよう頼まれます。２日後に君津の拙宅で練習を約束し別れました。

しかしその日に「めまい」で出来ないとの知らせがあり、とりあえず休んでいただく。ここである種の覚悟をしたのも正直な話しです。

レッスン9　最初から高さがでる

実質的な練習はこの日で最後となります。

神奈川県藤沢の、和子さんの実家で行います。

渡邊、川島と私の３人。川島は小さい持ち運びのできるキーボードを持参しています。ご両親が大変恐縮される。色々ご苦労があったと思われるが立派なご夫婦です。ご両親に席をはずしてもらい始めるが、なんと最初から高さがでます。

やはり実家で安心したせいか、何かが変わったのでしょう。そして点数は92点となります。

何回か間をあけて練習します。

美味しいケーキをご馳走になり、「もうこれでいいや」という気持ちで帰宅しました。

全体練習

8月13日　麹町　旧日本テレビスタジオ

私達は胸に通行手形のようなシールをはり、係りのスタッフに案内されて控え室に入ります。スタッフは神山ディレクター、千葉ADのほかに部屋の案内の方がいます。到着するとそこには、和子さんのご主人がいらっしゃった。

ハンサムで優しそうな、穏やかそうな方です。心配で心配で仕方が無いという顔で、まるで夫というよりお兄さんという風情で座っておられた。

職場恋愛の末に結ばれたそうです。

すぐに大きなスタジオに行く。まるでチョッとした体育館です。大勢の人達がいました。和太鼓組みは身体不自由な方。ミュージックベルは視覚障害者、ダンスは聴覚障害者、他に交通事故に遭われた車椅子の中学生それに、我々の5組です。

忙しい二宮さんを除いた嵐の4人の方も見えました。

オーケストラ、合唱、大勢のスタッフ、もう何人いるか見当もつかない。

「いやーこれは凄いや」というのが偽らざる感想です。

さすがの和子さんもビビります。背中を撫でながら、とにかく落ち着いていただく。ご主人はぴったり付いていています。きっとこうして支えてあげているのだろうと胸が熱くなります。どう偉いか良く分かりませんが、偉い方や出演者の紹介があり、いよいよ音出しが始まります。聞いてビックリ!!　それぞれマンモス番組らしい、非常に細かく配慮が届いて、力溢れる心打つ演奏です。思わず感動の涙が出そうになります。

しかし我に返れば、和子さんの出番です。ステージの中央に立ち歌う。そして10メートル位先にサインを送る渡邊がいることになりました。二宮さんの代わりには、「二宮」と書いた看板を胸にしている神山ディレクターが側にいます。

その他出番を指示してくれる人、全体の進行を担当している人（プロデューサー）などと打ち合せします。この方達は非常に親切で、「多分本番覚えていないであろうという」気持ちで付き合っているなと感じました。つまり親切。

目の前で踊る「嵐」の姿や、一生懸命練習する「嵐」の姿を見て、またテキパキと動く大勢のスタッフを見て、なにか胸のすく思いでした。終了間際に二宮さんが来られた。もう私達と同志のようになっています。

本日の和子さんの出来は87点くらいです。

仙台に戻った和子さんを東北大院生の天賀君がレッスンしてくれることになりました。もう天に祈るしかない心境です
その後私は仕事で2回めのリハーサルはいけませんでした。学院の仕事も大切な仕事です。聞くところによると欠席は総司会の「徳光さん」と不肖私だけであったそうです。天賀君が笠嶋の看板をしょって代行してくれた由、感謝。

本番の日

ついに本番に日がきました。

その前にプロデューサー（女性）から当日の服装について、打ち合わせがありました。和子さんは綺麗なお洋服、本人がもっていた服は気に入られず、結局、局から支給され、黒木瞳のように美しい装いになりました。一方私は紺のスーツに白い衿を出すように指示があり、教師稼業なので、持ち合わせていたので、着用。また、いつもあまり化粧しない私は入念に化粧されました。隣の席では「森口博子」さんが化粧されていたのです。

当日　平成16年8月22日、14時50分から15時10分　個人出番、19時前後全体出番。

集合10時45分。終了20時。

和子さんは御両親、姉上、ご主人と家族が勢揃い。

前々日からホテル宿泊の天賀君も一緒の練習をします。和子さんは前日の練習の後めまいを起こしていました。それは致し方ないことです。

朝会うとまあまあ元気でした。

しかし声だしをしてみると美しい声が出ていました。聞くと天賀君が呼吸法を施したらしいことが判明。私の考えは本番迫っているときは誉めるだけであまりいじらないというのが、手法ですが、きれいな声になるのは良いことです。

しかし多分この私の考えは正解でしょう。

自分の流儀は本番前には自信を持たせることです。これはどんな人でも自分は大丈夫と思わないと、ステージには上がれません。体験では、これで失敗しても仕方がないと腹をくくるのです。失敗はだれでもあるし、人には分からない場合もあります。だから、本番近くにダメ出しをするのは怖い話です。

特にこの場合、声楽家がやる呼吸法はあまり意味がないと考えました。短い時間に体得できるものではないからです。

自分の流儀を通せなかった私は本番の一回目を、自分としては失敗にしてしまいました。当日和子さんの体調は良くなく、そのうえ前日から仙台から聴覚障害のお友達がたくさんきていました。どうなったかといいますと、遠くにいても手話で話すことができるのでした。これは大変なことです。

だれでもそうなるとは思いますが、集中がきれてしまうのです。

つまりリハーサルでできなくなった音程の悪さに繋がるのです。私は和子さんにお友達と手話でお話しするのを禁じました。この時川嶋さんが役にたちました。

つきっきりで傍にいて注意を払ってくれました。私は小さいキーボードを常にもって、出だしの音を確認していました。何回も。

和子さんの声は全体に上ずってしまい成功とは言いにくかったです。1回本番後、和子さんから何点かと聞かれました。歩きながら神山ディレクターに「82点にしたいがどうか?」と相談すると、「それはマズイ」となり彼女に伝えたのは92点でした。

それから二度目の出番の30分が勝負です。

今度は集中にのみ気をつけました。そして練習ではついに100点までこぎつけました。本場はADの千葉さんが、ちゃんと出番の時そでから背中を押してくれたものです。ステージに出ると武道館は大きいです。目の前はカメラ用の広場？　あり、クレーンも動いています。客席は1万人なので、壁のようになっています。

ここまでくると、上がるとか、怖いという感情はまるでありません。遠くに司会の徳光さんが見えました。

しかし和子さんは体調悪く、倒れそうなので、和子さんの背中を支えていました。中央に椅子に座って、二宮さんがいます。

オーケストラを後ろに従えて、スターの二宮さんと和子さん、後ろに私がたっているという構図です。

二宮さんは2週間で、見上げてごらんの曲をギターで弾けるようになっていました。ギターはあまりやっていないようでしたが、やはり凄い才能の持ち主だなと思い、本当はマネージャーに止められていた、サインももらったものです。

和子さんがギターに手を置いてテンポをとるのを、二宮さんに指導したので、私は彼から先生といわれていました。

こうして「見上げてごらん夜の星を」はついに大成功となり、会場の1万人のお客様から盛大な拍手を頂きました。私は和子さんの後ろでにんまり笑いがこぼれたのは、誰も気づかないようでした。

考察

最後にこの経験で、得たものは、先ずテレビに出られたこと、それは、和子さんも同様、最初に放映された、過去の模擬劇を見るとやはり随分、不安と身体、精神的にもつらい歩みであったようです。その時すでに39歳だったので、長い間大変であったでしょう。

それは、ご実家に伺いご両親とお会いした時にも、ひしひしと感じたものです。

和子さんの耐えまないめまいは、いかに応えたことであったでしょう。

皆が心配でした。

しかし、一万人の観客、そして有名人と一緒のステージ、それは、和子さんの人生のなか、誇らしく、素晴らしい体験であったかと思われます。

日本中のテレビを見ている人が感動したことも踏まえて、「見上げてごらん夜の星を」を苦労の末に歌えたことは価値あることと言わざるを得ません。

後に本人にメールで確認すると、音楽に携わりたい気持ちが強く、自分で考えた「サインメッセージ」という手話ソングで、いろいろな所で活動しているとのことでした。なんと素晴らしいことでしょう。

一方私の側から考えると、耳に障害ある人に本人には確認できない、やりがいを感じることが出来ることを、健常者の目線で指導するのはどんなことだろうとずっと思っていたことです。音楽療法とは本人が「良くなる」というのが原則です。楽しい、快い音楽が必要です。しかし24時間テレビ出演は、「出来ないところを出来るようにする」という、依頼だったわけです。したがってこのことは音楽療法ではなく、音楽指導であるというのが、私の認識でもありました。

しかし、今考えると、贅沢な音楽療法の一つといえるでしょうか。
貴重な体験に会わせて、頂きました。

あとがき
この体験を本にまとめたい旨を伝えると「夢のようです」と和子さんはいっていました。

「滑脳症」という病名のトーマス君

トーマス君は3歳の本当にお目めの愛くるしい可愛い坊やです。

しかしお母さんからお話し聞いた時には本当にびっくりしました。

なんと「脳にしわがない」という、生まれながらの脳の奇形ということでした。

「滑脳症」という病名です。

生後6か月に児童神経科の先生の診断だったそうです。

主治医の先生によれば、日本で70名の事例が報告されているそうでとても珍しい症例で、トーマス君はどちらかというと軽いほうであるとのことでした。

最初の状態は、歩けない、軽い麻痺があり、言語の発声はありました。

お母さんは、たぶんトーマス君は、まだ何かの力はあるのではなかろうか、と思われたのではないでしょうか。

最初にお会いしたのはトーマス君が2歳9か月でした。

場所は川越の私が勤務していました音楽療法専門学院の一室ではじまりました。

私が主セラピスト、アシスタントの男子学生二名一人はバイオリン、あと一人はピアノと歌が得意でした。二人とも非常に、熱心で、頭脳明晰でした。バイオリンの永原君は私立大学を卒業していました。大学オーケストラでバイオリンをしていました。

もう一人の学生吉川君は、国立東工大付属の高校を出ていましたが、人柄が非常に優しくギターがうまかった。後に保育士なったと聞きました。

因みに音楽療法は理論も大切ですが、言葉では表せない一種の感が大切です。ですから、主セラピスト笠嶋がなにをしようかと感じ、身体が動けるという活動が必要です。説明はしませんので。

そこに音楽がつくということで、結構大変です。

男性は言葉がなくても分るので、助かりました。つまり「分からない」、「納得しない」ことでも、出来るのです。

トーマス君は全く未知数でしたから、「何もできない」「行動が起こらない」ということが前提で始まるわけです。

セッション（音楽療法のやり方は指導ではなく、対象者・クライアントとのやり取りのことをセッションと言います）は、勉強ということで無料で行われました。

玄関にお母さんに抱かれてきたトーマス君は、最初から凄い大きな声でなきました。

トーマス君は私立心身障害児施設に母子で通園していました。そして絵本のきかんしゃトーマスの靴下が大好きでした。お母さんはトーマスの絵本を見せていたらしい。今回のタイトルのゆえんです。

そして初回はお母さんから離れず、抱っこしたままはじまりました。玄関で迎えた私は困ってしまいましたが、とりあえず教室に入り母親がトーマス君を抱っこしたまま椅子に座ってもらいました。

私たちは、音楽上のアセスメントをしました。アセスメントとは、クライエントが、どんな音楽に反応するか調べるものです。初回では、ピアノ、ギター、スチームドラム、マルチトーンなどです。この時使用した楽器はそれぞれ理由があります。

それはトーマス君は泣いているので、怖がっていると判断しました。

そこで、音量の大きくないもの、そして種類の違う音色を選んだことです。

ギターは最初の段階で非常に有効です。それは、振動楽器だからです。音というものは空気の振動で音がでる訳でして、ギターの振動音色は最初のとっかかりとしては最適です。それは、音楽的に完成した楽曲でなく、コード奏で大丈夫です。ただし、正確なチューニングは必要です。因みにギターは音楽療法士の必修楽器です。

マルチトーンとは、木の筒状で、コンコンというような音がでます。15センチくらいの音程がついたものですが、基本的には、音楽的にはあまり使われず、音として使用します。

スチールドラムは、スチールのたらいみたいなもので、場所により音程があります。たぶん、アフリカ・南米あたりの演奏用の楽器と思います。金属系の音色のテストをしたく使いました。

とても柔らかい音色です。

ピアノは打楽器の部類にはいりますが、美しい音色と、歌の伴奏ができます。

トーマス君の好みは判明しませんでしたが、音、音楽が嫌いではなさそうということは分かりました。

セッション回数　1回～4回

トーマス君の反応はどうでしたでしょうか。

音が出ると泣く↓音が止まると泣き止む、という状態があらわれました。

つまり、トーマス君は泣くことで、私達の提供した音に反応しているのです。

音が始まる↓泣く↓音が止まる↓音が出る↓泣く↓トーマス君は音が止まると、何で止まるのよと思う↓そこでセラピストの音がでるのを要求していると判断↓音をする。という構造がわかりました。

これは、私の師匠　松井紀和先生が提案している、未解決技法のひとつと考えられるでしょうか。

もしくはGO↓STOPのやり方です。

こうして最初のアセスメントで、トーマス君は教室にかよっても大丈夫と判断しました。

アシスタントとフィードバック（セッション終了後にミーティング）をして評価の方法を話

し合い次のようにしました。

1　集中している時間の測定　　2　発声回数の測定、としました。

回数が3回になるとトーマス君は泣くのを止めるようになりました。

その後技法としては、トーマス君の歌を作成。名前を呼ぶ歌、これは大喜びで、自作の歌です。その歌だけで終了しました。この体験は私の重度知的障害児者に良く使う技法となりました。後にステージで車椅子の言葉のない重度の方々に名前を呼ぶ「○○さんの歌」というのに繋がりました。

その他、ギターに手を伸ばし、触ることが出来るようになりました。

この時期集中5分、発声3回となっています。

セッション回数　5回~11回

S（セッションの意味です）5回になると、私の顔をみて笑うようになりました。

こんな時期は「いない、いないバー」が有効です。「いない、いないバー」で笑うようになりました。これは脳の発達と関係があると思われます。

そこで、ぬいぐるみを使用することにしました。これもウイニコットの理論で、発達の段階で、移行対象が必要というもので、一般の世の中には赤ちゃんのためのぬいぐるみがたくさん出回っています。

さて、ピアノに私とトーマス君が座り、ぬいぐるみの「プーさん」が踊りながらピアノのはじからやってくる、そしてプーさんはトーマス君に近寄ります。

「トーマス君こんにちは」といいます。

これには非常に喜び、ついにトーマス君は声を上げて笑いました。声を上げて笑うというのも、発達上では大きな意味があると言われています。

因みに笑う療法があります。

3歳の誕生日に自力で3歩、歩行可能。

ギターの吉川君の演奏に拍手する。これは上手いと拍手するというのも分りました。分かるのです。セラピストは上手でなければいけません。

S10で挨拶の時頭を下げて礼をする。

この時期母親は明るいいい顔になる。

このころ、笠嶋、永原、吉川の名札を漢字であるが認識し、名札を本人に手渡す行為がある。

一体どうゆうことだろうとみんなで話し合う。

集中5分~15分　発声3回~15分

セッション　12回～40回

いよいよ活発になってきました。

ミュージックベルを、手を持ち替えて鳴らすことが出来るようになりました。

トーマス君は片麻痺がありますが、それでも両手をつかうことができたのです。

これは、何か身体面でも変化がおきたのであろうか。

「むすんでひらいて」でも歌にあわせて両手を挙げています。これは模倣の開始と思われます。普通の幼児教育でも行われている課題です。

ちょっとお利巧になった感じでした。

S18回では、タイコをめがけて歩き、立ったままタイコを叩きます。これは手をつないだ形で行われます。

母親の表情は穏やかになり、第2子も予定しようかとの話題も出てきます。

S25回ではギターをしっかりかき鳴らす、トーマス君はをギターを演奏するという自覚があると思えます。意思がはっきりしてきました。

S26回には、マイクを持ち声を出そうするが声は出ません。

お母さんはそれまで、施設に母子通園であったが、トーマス君の単独通園となり私たちはとても感謝されました。

S31回では、チェロに興味をもち、弓で弾きはじめました。チェロは通りがかりの女医先生から寄付されたものです。意外に役にたつことが分かりました。

学院で行われていた、クリスマスコンサートでは、私がピアノ、永原君がバイオリン。なんとトーマス君はチェロを寝かせて、弓でひきキラキラ星を演奏したのです。

これは永原君の指導で、cello を調弦して「二調」にすると万事うまく聞こえるということになり、トーマス君もお母さんも大喜びでした。のこぎりで「ひく」ような感じです。

S36回では、アイアイの歌で「アイ」と返事が出来るようになりました。色々出来るようになったトーマス君ですが、言語に繋がるのは難しいのだなあと思いました。

S40回では、自力歩行が15歩となりまた。

残念ながらこの時点でセッションは終了となりました。

10年近くに及んだ私の勤務も終了し、夫の待っている千葉の自宅に帰ることになったからです。

この事例は第22回日本精神衛生学会大会で指導を受けた吉川武彦先生と共に発表させて頂きました。

フロアからは脳の話になるので、確証が得られず、当時まだ一般的ではなかったペットというシステムでみれば分るかも知れない、というコメントを医師の先生から頂きました。

SECTION

III コミュニティ イベント

♪ワイワイ物語

２０２０年2月22日開催予定の「あなたとわたしのワイワイコンサート」は前日の21日15時に中止がきまりました。

なんと残念なことだったでしょう。

決定後は４人の実行委員で、それはそれはたくさんのところに電話しまくりました。

この決断は最後は私の実行委員長の決定となりました。

新型コロナウイルスが発生したことが報じられ、参加予定の重度の入居施設2施設、千葉県立君津特別支援学校の不参加がその時点で決まっていました。

色々検討の末、障害児者の多い参加者ですので、中止がいいのではとなりました。

どう納得してもらうか

まだ他の催しでは、中止の知らせは無く、会場の君津市民文化ホールの職員が当日は大きな中止のお知らせを張りだして、駐車場の入口にも大きな看板をだしてくれました。
前日には地元の木更津の上総FM放送がおこなわれました。
私と事務局の白川照代さんと二人で張り切って、収録されたものです。
21日朝には放送されました
そして翌日コンサートは中止となりました。

コンサート　第11回のはずでした。

なんとも参加予定の皆さんの気持ちを考えると本当にやり切れない切ない想いでした。

実行委員のキミツ君はお体が不自由ですが、飲んだことのない、焼け酒をのんで、御家族を心配させたそうです。また、自閉の青年は、いつも生活の中の時間が正確ですが、急な楽しみにしていたコンサートが無くなったのを、どう納得してもらうか、心配でしたが、「それじゃあチケットはどうなりますか？」といったので、了解してくれたのだなと思いました。迎えにきたお父さんに事情を説明しましたら、お父さんは彼の頭を「いい子いい子」しました。

何だか見ていて、涙がでました。


また支払われたホール料金は返済されました。大きな金額でしたので、有難いことでした。

翌日開かれた実行委員会では、「このままのプログラムで来年やる」と決まりました。帰りにみんな山ほどの「返品不能のおにぎり」を貰って帰りました。

「君津の文化を何とかしよう」

このコンサートは、「君津の文化を何とかしよう」と集まった人達の文化ホール建設運動とつながっています。ホールは建って30年がたっています。

12年前にその人達の中の有志が集まり、私の「障害児者を中心としたコンサートを持ちたい」という意見に賛同して頂き、無事に実行委員会が発足しました。そこでコンサートタイトルは「あなたとわたしのワイワイコンサート」となりました。

その時のメンバーは君津市で活躍していた元職員とか、福祉協議会の会長さんだった方の協力がありました。

皆さん気持ちはありました。

しかし会を重ねるうちにメンバーは　結構変わりました。

現在のメンバーは初めからの元君津市職員新井孝男さん、障害児者の保護者、学校関係の方、施設関係、ボーイスカウトのメンバー、退職した教師、民謡の関係者、舞踊関係者、音楽家、手話サークルそして、重度脳性麻痺のキミツ君（40歳）もいます。合計20人です。実行委員会は9月から月に一回開かれます。

当日音楽関係、参加者のケアは、NPO法人日本ミュージックセラピスト協会のメンバーが受け持ちました。メンバーは東京、神奈川、埼玉、千葉県内などから集まり、交通費が支給されます。概ね20人です。

メンバーは当日リハーサルのみで本番に臨みます。音楽の実力がないと出来ません。会場には「ファン」もいます。

コンサートのお客様　演奏参加者

さてそれではコンサートのお客様はどんな方がたでしょうか。

招待施設は、入居施設のみなさん、重度身体障害児者の方、作業所の方がたです。

またチラシ・新聞などで知りましたという方、チラシは３０００枚配っています。

会場には、出演者を含めて４００人くらいです。会場は明るくなっています。


次は演奏参加者です。

主には演奏はミュージックセラピスト協会会員ですが、障害児者のグループも多くでます。

学校関係は県立君津特別支援学校の皆さんは、県立君津高校吹奏楽部の皆さんと一緒にします。演奏に合わせて、支援学校の先生の指導のギター、打楽器などで参加します。また地元の中学生も吹奏楽、合唱などで参加です。

学校参加の方がたは障害児者の人々の様子を見たり、民謡を一緒に歌ったりします。

障害者グループでは、ベル演奏やＣＤに合わせた、ダンス、民謡の時の打楽器演奏参加です。

その他の多くの参加者は、ＭＴ（ミュージックセラピスト）のバンドで ステージに上がって、リズムに合わせて踊ります。だれの指示もありません。「皆さんどうぞ」の司会者の声掛けで会場から、どんどんステージに上がります。その時はMTが面倒みます。皆さん独特のパフォーマンスで、会場にきたお客様を慰めます。

そして、あまりの熱意に感動させます。涙するお客様もいます。

それぞれ感じるのは、様々でしょうが、「親御さん達はどんなにか嬉しいでしょう。あんなに喜んでいるので」とか、身内を亡くされた方は「元気をもらう」とかです。

以前は、前半1回でしたが、ステージに上がりたいというご希望が多く近頃では、前半後半の2回やっています。音楽上の配慮はあります。

一番はテンポです。成人知的障害者の動ける適切テンポがあります。

ですので、大事なのは、ドラムスの力です。あとはバンドスタイルでします。

選曲は、はやりの歌。よく知られている曲などです。

音楽経験者で、演奏を聞かせてあげると思っている人は多いのではないでしょうか？「だから静かに聞いて下さい」と思っていませんか？

しかし、日本語が通じにくい皆さんの方々には、これはありません。

お願いしないで、聞いてもらえる演奏は本当にうまい演奏です。そして心を打たれ、感動を呼ぶのではないでしょうか。日本の音楽大学では、このような教育はあまりなされていません。大学を卒業すると、演奏を止めてしまう人が多いのは、本当に残念なことだと思っています。

もっと修行して、人の役に立つ演奏を心がけて欲しいものです。

車椅子の方にもステージに上がるチャンスを

さて特筆したいことがあります。

それはキミツ君が実行委員になっていることです。実行委員になったのは、初めからではありませんでした。お母さんは君津市の市議です。キミツ君が実行委員として参加を望んでいると、他実行委員から話がありました。知的には軽いというお話でしたので、どうぞということになり参加がきまりました。

表出言語が難しく、ほとんど理解できません。リクライニング車椅子での参加であり、アテトーゼという麻痺の状態です。いつもお母さんが一保護者ということで、もしくは通訳ということで参加です。実行委員会は「議員さんの参加は望ましくはない。」という意見をもっていました。だから、選挙も関係なしでいます。私たちの狙いは「障害児者を街の中で、みんなに知ってほしい」というのがあります。そのためにお金を支援してもらう、行政の援助を貰ったらどうかという意見には、あまり耳を貸しませんでした。

かかる費用はみんなが考えるのがいいと思いました。

「一人でも多くの方にチラシを見て頂き、チケットを購入し、足を運んでもらう」ことが大切と考えました。これは後に広告をお願いするということにはなりました。これが意外と好評で、たくさんの方に、協力を頂けることになりました。

そして、

キミツ君の意見で、「車椅子の方にもステージに上がるチャンスを多くしてほしい」ということが判明しました。「重度の障害ある方がステージに上がる」、ということを皆さんは如何お感じでしょうか？

多くの人には「自分が幸せで、そうでない方は不幸せ、かわいそうという考えがあります。だからみんなの前の、ステージに上げるなんて。とても出来ない。」

私は長い音楽療法体験で、それは無いと確信しておりましたが、実行委員のなかにはそういう意見もありました。しかし、当の本人から、重度の障害者のキミツ君から、長くステージにいたいという意見がでました。これは目からうろこでした。

「ああ本当にそうなんだな」

と非常に納得できる話で、ここに私たちのコンサートの本当の意味があったかもしれないと感じました。

「○○さんの歌」「君津五人衆」「GNKクラブ」

参加の仕方は「○○さんの歌」というもので、車椅子をボーイスカウトのメンバーが押して、名前の書いたカードを掲げて、会場の皆さんに名前を呼んで貰うというものです。曲は詩が笠嶋道子、曲は黒木美樹（音大作曲科出身）、歌はＭＴの八角広子、日置洋介、五十嵐智子、ピアノ松浦月子、いつもこの歌は大変好評です。

つまり、ステージは車椅子のお友達がボーイスカウトのメンバー、ＭＴ４人を従えて行われるのです。御本人の表情は分かりませんが、また出たいということになり毎年出る方が多いです。

会場からは「○○さあん」という声があがります。

名前を呼んでもらうのはいいことです。因みに普通の方で実験すると、どういう訳か泣く人が多いのです。

そんな中で、あちこちから参加している青年たちで（遠くは山口県から参加の木村力君もいます。以前木更津に住んでいたのが山口県に引っ越しました。ドラムが非常にうまく、はるばる君津に来ます。近頃ではMTと一緒に演奏もできます。）その男性の5人で何かできないかと考えました。一緒に話をするということはありませんので一緒に歌を歌うという試みをしました。

20代～40代の軽度知的障害者です。それぞれあった適切な仕事に従事しています。

ちょうど世間ではあの有名なスマップが解散するという時です。

歌は「世界に一つだけの花」　スーツで歌うことにしました。多分スーツを着るチャンスはあまりないだろうと思いました。

男性五人で「君津五人衆」と名前を付けました。

三人は自閉症。単純知的障害二名。暗譜で歌うから、お家で練習してもらいました。CDで。本番は生バンドです。

五人ともスーツを着るととても恰好いいのが分かりまた。中には「給料いくら?」と聞かれると13万と答える人もいます。

人前で、多くの皆さんの前で、マイクを持ってテレビのように、歌うのは本当にうれしい様子でした。スターになった気分という人もいました。

その他公民館活動のグループが二つあります。

一つはタイガーといって主にダンスをしています。また民謡の時に打楽器で合わせます。とても盛り上がって民謡の先生も喜んでいます。

もう一つは、GKNクラブというサークルで、高齢者、知的成人、母親のグループです。GKNとは、Gはゴール、Kは健康、Nは脳の頭文字です。ベルはメロデイ奏(もみじ)です。また打楽器アンサンブルでは曲目はアレンジで。「花笠音頭マーチ」というものです。民謡の花笠音頭をアレンジしました。

打楽器得意な実行委員の白川照代さんが指導出演します。歌は知的障害の萱野ゆきこさんです。ピアノは笠嶋がします。

会場の皆さんには、手作りポンポンが配られ、勝手にフリフリしてもらいます。

その他、会場の皆さんと一緒に歌うコーナーがあり、あまり上手くないMTがキーをさげて歌いやすい形でうたいます。声楽家が歌うと聞きほれて、歌いませんから。

聞かせるプログラムは二つ、一つは民謡です。

民謡は「菊津会」の皆さんが歌います。

民謡は、生活の歌、踊りのうた、行動を起こす歌です。基本的二拍子です。脳の中の活力を生みます。したがって最初のプログラムにします。会場は聞くだけです。


あと一つプロでご活躍の、馬頭琴演奏「美炎」さんです。

モンゴルの曲が多く、少ないギャラでお願いしています。この時は会場はシーンとなり、お願いしないでも静かです。

大きな自然が感じられる音楽で、会場の皆さんもうっとりで、毎回リクエストがあり、お願いしています。有難いことです。

あと、会場には、プロのピエロさんがいます。芸名を「モッピンさん」といいます。

これも、キミツ君のご希望ですが、会場を回ったり、舞台でいつともなく出てきます。近頃では、手遊び歌を「ちびちゃん用」にします。モッピンさんは声を出しませんので、MTの金ケ江恭子が歌います。保育士なので、お得意です。


それから喜ばれているのが、君津市のゆるキャラ「きみぴょん」です。玄関でお客様のお出迎えをします。その時は白川さんのウエルカムパーカッションをボーイスカウトの皆さんと演奏します。

これですっかり、雰囲気がでます。みんな握手をしたり、写真を撮ったりします。

きみぴょんの歌、私が「ワイワイ音頭」という歌をつくりました。民謡風になって君津の地名がたくさん入ります。

随分賑やかなコンサートだとお判りでしょうか。

もう一つロビーでお店があります。

各作業所の作品とか、パン、ケーキ、コーヒーなどの出店があります。

近頃では、「ワイワイ横丁」となづけて、ステージで各施設の売り子さんが、口上を述べることにしました。音楽の参加ではありませんが、お店の宣伝と何を売っているか述べてもらいます。みんな買わない訳にはいきません。

売り場では、もちろんメンバーに職員がついています。

結構美味しいし、作品はていねいで、みんな評判がいいので、毎年参加施設がふえます。精神科の作業所の作品もあります。

因みに私の書籍は一向に売れません。残念ながら。

「ワイワイ横丁」は結構売れると聞きました（お店の会計報告）。また参加費は一切不要です。

♪ワイワイコンサートの裏方衆（実行委員会編）

「このコンサート、面白いじゃん！」

会場の皆さんが、我も我もと勇んでステージに上っていくではありませんか。

一人ひとりが思いのまま自由に音楽と戯れているその姿は、何とも言えず魅力的で、きらきらと輝いています。「音楽って楽しいね！」という熱いメッセージが、客席に居残っている私にも、ビンビン伝わってくるのです。

思わずこちらも笑顔満開。舞台はあふれんばかりの人なので、客席でノリノリの手拍子を送り、自分も一緒に浮かれている気分に浸っておりました。

私のワイワイコンサート初参加は、第7回目のことでした。

太鼓を叩くことが大好きで、叩ける場所を求めてさまよっていた私に、

「コンサートホールのエントランスで、来場者に向けてウエルカム演奏をする」という役目を与えてくださったのが笠嶋道子先生でした。

「障害のある方と一緒に創る参加型のコンサート」とは聞いていましたが、実際ウエルカム

演奏をしていると、次々にやってくる参加者の皆さんは、「これはだいぶ重い障害をお持ちの方だろうな…」と、こちらが勝手に心配をしてしまう方が多くいらっしゃいました。（今では、反対に心配されていますが…）

とにかく自分の役目を果たそうと夢中で叩き終え、「さあ、ゆっくり聴かせてもらいましょうか…」なんて思ったのが大間違いでした。

笑いあり・涙ありとドラマチックで、感情を揺さぶられるステージに釘付けになり、すっかりワイワイコンサートの空気感に取り込まれてしまったのです。

終演の頃には、「またご一緒したい！」と、参加者の皆さんを仲間のように感じて、名残惜しく見送っていた私でした。

以来、「このコンサートは、ずっと続いて欲しいコンサートだ！」と思い、「次からは出演者として…」と第8回の実行委員会に参加したら、そのまま実行委員になってしまっていたというところです。

ワイワイコンサート実行委員会

実行委員会はコンサートの企画・運営の仕事をしています。

コンサートの半年前から月1回のペースで実行委員会を開き、昨年度の振り返りをもとに

「あ〜だ、こ〜だ」言いながら、今年のコンサートの全体像が浮かび上がってきます。

私は永年教職に就いておりましたので、「計画に沿って指導する」姿勢が身に沁みついていたようで、実行委員会に参加した当初は会議の進め方についても、役割分担についても、原案を提示して段取りの見通しを明らかにしながら進めたら、もっと分かりやすくなるのではないかなと不思議に思っておりました。

第11回の事務局に入り、あれこれと心配しながら初めての会議を終えた私に笠嶋先生は大切なことを教えてくださいました。

「やらされた感」を実行委員の皆さんに持たせてはいけない

これは、笠嶋先生もコンサートの立ち上げから一緒に取り組んできた公民館関係者の方から学んだことだそうです。

メンバーは「ちっとも心配のいらない10年選手」と笠嶋先生のお墨付きがあるように、「その仕事は私がやります」と自ら手を挙げて担当する仕事を引き受け、粛々と成し遂げて行くのです。何の心配を私がすることがありましょう。

参画意識が高いからこその、正に「実行」委員会なのだと納得しました。

実行委員会のメンバーが担当する主な役割分担と仕事内容は次の通りです。

【コンサートの開催に向けて】

○事務局……………開催に係る文書作成（事業計画書、後援申請書等）
会議記録の作成、参加団体・招待施設との連絡調整

○会計………………予算書の作成、コンサートチケットの販売元締め
広告料の管理、コンサートに係る各種経費の管理
当日の弁当（おにぎり）手配

○後援申請…………君津市、木更津市、富津市の市役所や福祉協議会等を訪問し、各市の教育委員会、社会福祉協議会、文化協会へ後援申請書を提出

○広告………………コンサートパンフレットに掲載する広告主への依頼
＊広告欄は、地域でも障害のある方が利用しやすいお店や施設情報が満載の地域情報集約ツール

○パンフレット……千葉県立君津特別支援学校からご協力頂いた生徒さんの原画を、ＰＣに
・チケット作成　　堪能な実行委員メンバーが、絶妙なコラージュで表紙とチケットのデザインを作成

○チケット販売……チケットを売ることで、コンサートの協力者や応援してくださる方々の輪を拡大

○座席表作成………招待施設や参加団体から参加人数や車椅子を利用している方々を事前に

お聞きし、動きやすい場所を考慮した座席表を作成
各団体の席が分かりやすいような表示の仕方や、座席表の色分けを工夫
○広報……………マスコミ宣伝（新聞、テレビ局への取材依頼）
君津市の広報誌、地域のタウン誌（房総ファミリア）へ、コンサートの
開催告知記事の掲載を依頼
かずさＦＭ出演

【コンサート当日の運営】
○事務局…………会場の全体把握と各担当の連絡調整
○会計……………当日券の販売、コンサートに係る支払い関係
＊使用曲の著作権に係る支払いを済ませた後、会計報告を後日作成
会計報告は後援申請を受けた機関に実績報告書と共に提出
○受付……………チケットのもぎり
招待施設、来賓、一般客の皆さんのお迎えとご案内
○場内誘導………招待施設の方々を座席表に沿って誘導
（車椅子担当）＊ここでは、ボーイスカウト君津第2団の皆さんがボランティアで活躍
○ワイワイ横丁…出店希望の施設を、エントランスに誘導
＊素敵な小物や、おいしいパン・ケーキの販売に、作業所の皆さんの営
業スマイル満開

実行委員会メンバー四方山話

コンサートのパンフレットには、「参加者の声」の欄があります。その中から、実行委員会のメンバーや家族の声を紹介します。

★1 初回から参加しています。まだ小中学生だった子どもたちが、成長し、参加するたびにまとまって、ダンスもうまくなりました。毎回親子で楽しみにしています。（出演者母親：実行委員）

★2 いろいろな方々に支えられているこのコンサートの実行委員として、父が参加していることを誇りに思う。（実行委員の家族）

★3 車椅子の人たちもステージに乗ってくれて、「仲間になった！」と思った。（実行委員）

「障害のある方のご家族には、素晴らしい方がたくさんいらっしゃる。」と、笠嶋先生はよくおっしゃいます。★1の出演者のお母様もその一人です。

実行委員会には他にも、障害を持つお子さんと一緒に出演者として参加しているお母様がいらっしゃって、仕事を共にさせていただく中で、「笠嶋先生のお話の通りだなぁ」と、実感することが本当にたくさんありました。

敷居の高い教育委員会への後援依頼にも臆せず出向いてくださったり、広告を掲載してくださるお店や、事業所の新規開拓に力を尽くしてくださったりと、「すごいなぁ！　こんな方々とご一緒できてよかったな。」と、事務局をやってみてつくづく思いました。

★2は男性の実行委員の娘さんの声です。事務局の要でもあるこの方は、介護サービスの経営者を務めたキャリアもあり、なんと料理の腕前も実にお見事という一面もお持ちです。

人生経験が豊かで社会的視野が広く、実に頼りになる存在です。

時々「先生臭くなる」私ですので、学校を離れて社会人としてのものの見方や考え方、感じ方を学び直す上での良きお手本と崇めています。

★3は、笠嶋先生が「この方のおかげで、車椅子の方たちもステージへ上がって頂こうと思えた」という、本コンサートにとって大変貴重な存在です。

重度の障害のため車椅子を使用して会議に参加されます。

笠嶋先生と私を引き合わせてくださったのは、この方のお母様でした。

私は、教員生活の最後は小学校の特別支援学級の担任をしておりました。

「私たちのことを、私たち抜きで決めないで」と、障害者権利条約が批准され、「インクルーシブ教育」は理念の理解から実行の段階に入った頃でした。

「車椅子の人をもっとステージに上げて」という彼の訴えから、車椅子の皆さんのステージ「〇〇さんの歌」が生まれたのです。

参加者の皆さんにも大好評で、出演を希望する方が増え、コンサートの前半と後半の2回に分けて出番を設定するほどになりました。

このような声を聴いて、正に当事者の参画によるインクルーシブなコンサートが、「あなたとわたしのワイワイコンサート」によって、君津の地に実現しているのです。

「この子らを世の光に」

「わぁ～、久しぶり～」と、ステージ袖や会場内でも再会を喜び合う微笑ましい光景をよく見かけます。さながら、特別支援学校を卒業後、地域の施設や作業所に散らばって活動していた皆さんの同窓会のようです。

障害を持つ方々は、日頃は社会の少数派の立場にあるのですが、ワイワイコンサートではこの方々が主役です。

人数も多いので、自分たちのホームグラウンドのように感じて、気持ちが解放されるのかもしれません。とにかく、皆さん生き生きしています。

私が初めて障害を持つ方と音楽を共にしたのは、太鼓を叩く場所を求めてさまよっている頃に参加したドラムサークルでのことでした。

私の隣の席に、「この方はダウン症の方?……」と思われる方が座りました。

その当時の私は、何もわかっていなかったので、「自分が何かお世話できることはないかな?」などと不遜な想いを抱き、彼に親しみを込めて接しようとしました。そんな私は、この後自分の浅はかさを思い知らされることになるのです。

ドラムサークルが始まり、リズムが渦巻くさなか、彼が私に合図を送ってきました。言葉はなかったのですが、彼のしぐさや表情から、「あなたはこのリズムを続けて」と言っているように感じたのです。頷いて叩き続ける私の横で、彼は、自分のパフォーマンスを始めました。それはそれは見事なジャンベの演奏で、

「この方は、ただものではない!」と感じた私に、付き添っていたお母さまが「プロとしてやっております。」と教えてくださいました。

私は、「自分が何か…」と考えたことを本当に恥ずかしく思い、素直に失礼をお詫びしました。以来、音楽の神様は、障害のあるなしに関係なく、人を幸せにする音楽の力を下さっていると信じています。

ワイワイコンサートでも、出演者の方々のパフォーマンスに驚かされることがよくあります。

心にまっすぐ飛び込んでくるような純粋さを感じるのです。

日本の障害者福祉に尽力された、糸賀一雄氏の「この子らを世の光に」という言葉を、笠嶋先生はお話の中で引用されます。

私は、ワイワイコンサートでは確かに障害のある方々が光として輝き、もっと楽しい音楽の世界へと私を導いてくれるように思うのです。

だから、ワイワイコンサートが大好きで、ずっと続いて欲しいと願うのです。

あなたとわたしの

第10回 ワイワイコンサート

日時　2019年 2月3日（日）

会場　君津市民文化ホール・中ホール

開場　12:30

開演　13:00

参加費

大人（中学生以上）　９９９円

障がい児・障がい者

・小学生　５００円

未就学児　無　料

出演者も観客も

みんなステージで歌いましょう!!

参加招待施設

社会福祉法人みずき会・中郷丸・たびだちの村・アルムの森・どんぐりの郷・他

主　催　ワイワイコンサート実行委員会

協　力　NPO法人日本ミュージックセラピスト協会

後　援　君津市教育委員会・君津市社会福祉協議会・君津市文化協会

木更津市教育委員会・木更津市社会福祉協議会・木更津市文化協会

富津市教育委員会・富津市社会福祉協議会・富津市文化協会

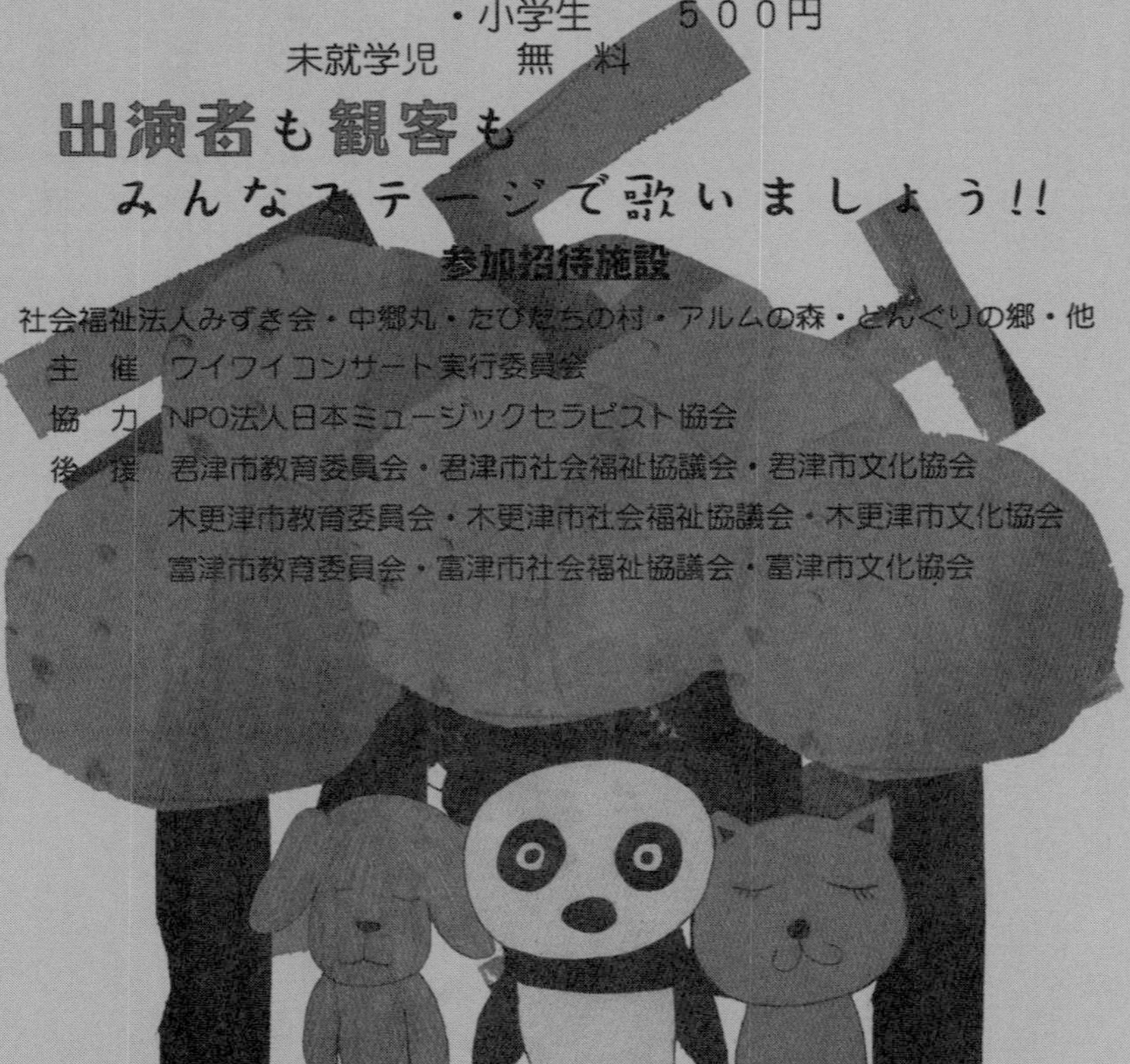

お問い合わせ　笠嶋道子　090－7635－7957

ごあいさつ

実行委員長　笠嶋　道子

ついに私たちのコンサートは10回を迎えました。

これも一重に参加してくださる皆様、ご協力してくださる方々また、実行委員の努力のたまものと思い心より感謝申し上げます。

本年はプロの演奏家、馬頭琴演奏者の美炎様のご好意により、珍しいモンゴルの音楽を聴くことができます。嬉しいことです。

ではどうぞ御ゆるりと、わいわいと、いろんな音楽お楽しみ頂き、明日への活力にして頂きますように、と思います。

ワイワイコンサート参加者の声

●初回から参加しています。まだ、小中学生だった子供たちが、成長し、参加するたびにまとまって、ダンスもうまくなりました。毎回親子で楽しみにしています。（母親）

●第２回からドラム演奏で参加させて頂き、山口県へ引っ越してからも毎回参加するために練習に励んでいる姿を頼もしく思います。（母親）

●いろいろな方々に支えられているこのコンサートの実行委員として、父が参加していることを誇りに思う。（実行委員の家族）

●これまで「話すこと」にも心配な点があった娘が、ステージで笑顔を輝かせて歌い、「歌えてうれしい」と言っているのが、私も家族も本当にうれしい。（参加者の家族）

●スーツを着て、マイクを持って、みんなが僕の歌を聞いてくれて、「歌手になった」と思った。（参加者）

●車いすの人たちもステージに乗ってくれて、「仲間になった！」と思った。（実行委員）

音楽は、どんな知恵どんな哲学よりも高い啓示である　－ベートーベン－

プログラム

＜司会＞日置洋介/白川照代/紀川勝江

＜ピエロ＞モッピンさん＜特別出演＞きみぴょん・きさぽん＜手話サークル＞セ・ボ・ラヴィ

1 ロビーウェルカムセッション		白川照代/ボーイスカウト
2 プロローグ		広瀬恵/広瀬茂子/長尾彰久
3 挨拶		新井孝男
4 民謡	♪白浜音頭	菊津会
5 タイガー発表	♪恋するフォーチュンクッキー	グループタイガー
	♪よさこいソーラン	有志
6 参加・ダンス	♪さんぽ	ピアノ山本名映子/歌八角広子 キーボード五十嵐智子
	♪愛は勝つ	歌八角広子
	♪世界に一つだけの花	歌君津五人衆
	♪勇気100%	歌山岡直美
7 馬頭琴　演奏	♪風の馬	美炎/前田仁
	♪森の名前	
	♪万馬の轟	
8 車イスのみなさんと	♪○○さんの歌	日置洋介/八角広子/ 五十嵐智子/　ピアノ松浦月子
9 踊り	♪花笠音頭	菊津会/グループタイガー/GKNクラブ /君津高校/ボーイスカウト 日本ミュージックセラピスト協会

～休憩～

10 演奏	♪ハナミズキ	君津特別支援学校音楽活動部/ 君津高校管弦楽部
	♪前前前世	
	♪RPG	
11 パーカッション祭り	♪きよしのズンドコ節	白川照代/GKNクラブ/君津五人衆/ボ ーイスカウト/ピアノ笠嶋道子
12 踊り	♪四季の舞扇	君津藤間会
13 手踊り		モッピンさん
14 参加・ダンス	♪さんぽ	八角広子/ピアノ松浦月子/ ドラム白川照代
	♪踊るポンポコリン	
	♪アジアの純真	
15 みんなで歌おう	♪せんせい	萱野ゆきこ/ピアノ笠嶋道子
	♪夢をかなえてドラえもん	日置洋介/ピアノ松浦月子
	♪おぼろ月夜	長尾彰久
	♪あの素晴らしい愛をもう一度	木村真由美/和田貴代/ ドラム木村力
16 ベル演奏	♪エーデルワイス	ワイワイコンサート実行委員 ピアノ仰木暁子
17 終わりの歌	♪故郷	ピアノ松浦月子
18 挨拶		笠嶋道子/尾形正義

参加団体紹介

セ・ボ・ラヴィ

フランス語で「人生は美しい」という意味。手話サークル

菊津会

<お問合せ>　尾形正義　0439-52-4532

グループタイガー

<お問合せ>　山岡佐智子　080-6725-3510

藤間会

<お問合せ>　会主・藤間秋扇　0439-54-1032

馬頭琴　美炎《みほ》

君津5人衆

木村力・和田良隆・田中挙祐・赤狭徹・佐藤勝重

千葉県立君津特別支援学校音楽活動部

千葉県立君津高等学校管弦楽部

ボーイスカウト君津第2団

<お問合せ>　団委員長　佐藤計広　0438-36-3795

花笠合唱隊

<お問合せ>　長尾彰久　090-2163-3841

GKNクラブ

<お問合せ>　藤井重夫　0439-52-9919

NPO法人日本ミュージックセラピスト協会

<お問合せ>　泉水直子　03-3388-5160

ワイワイコンサート実行委員会

<お問合せ>　石井恵子　080-6527-5525

《ワイワイコンサート実行委員》

笠嶋道子（実行委員長）　尾形津謡（副実行委員長）　石井恵子（事務局長）　藤井重夫（事務局）
竹井徹（事務局）　仰木暁子　都市洋子　新井孝男　山崎修一　石渡慶子　浦部幾代
広瀬成子　鮎川泰子　秋穂武子　坂尾みどり　片倉洋子　木村実　木村真弓
橋本淳志　和田貴代　白川照代　笠嶋亮太　川崎朱美

《NPO法人日本ミュージックセラピスト協会》

赤荻郁子　天野真知子　五十嵐智子　石井恵子　笠嶋道子　金ヶ江恭子　川辺多恵子
紀川勝江　佐川順子　竹内和美　千代田優子　津久井京子　永井順子　長尾彰久
日置洋介　松浦月子　八角広子　山本名映子

ロビーにて出店中！是非ご利用下さい！

美炎《みほ》
CD販売
あります

ペーターの丘
シフォンケーキ
バターケーキ

たびだちの村
パン・飲み物

あおぞら事業所
ケーキ・コーヒー
子供用ジュース

ワイワイコンサート実行委員募集！

お問い合わせ　080-6527-5525（石井恵子）

ミュージックセラピスト協会 会員募集！

ワイワイ音頭（民謡）

作詞:笠嶋道子　作曲:白井洋子　編曲:菊津会社中

あの娘　あの娘
あの娘　かわいや
わいわい娘（ハイハイ）
鹿野山の山奥で
ミツバをつつじを親にもち（ソレ）
小糸川でも揉まれたとさ
（ソレ　ソレ　ソレ）

あの娘　あの娘
あの娘　かわいや
わいわい娘（ハイハイ）
亀山奥の温泉で
春は緑で秋紅葉（ソレ）
上総の姉は美しい
（ソレ　ソレ　ソレ）

あの娘　あの娘
あの娘　かわいや
わいわい娘（ハイハイ）
日本中から集まった
製鉄場を兄にもち（ソレ）
人見神社もたくましい
（ソレ　ソレ　ソレ）

♪ミュージッキングについて

先輩なら間違いないよね、参加してみよう

高齢者施設での笠嶋先生によるセッション見学後のこと。自分でも出来ると思った？　そう問いかけられて思わず頷いていました。新しい扉が開いたかなと感じた瞬間です。

そろそろ長年のピアノ教師から外の世界で音楽に関わることをしてみたいと思っていた頃、音楽療法講座が目に留まりました。講師は同じ大学のピアノ科先輩。音楽療法って何だろう？でも先輩なら間違いないよね、参加してみよう、と心惹かれるままに足を運んだのが先生との出会いでした。志を持って専門分野を勉強し音楽療法士の道に臨む方が多い中、先生の経歴に惹かれたとは随分と失礼な思いを持つのんびり屋でしたが、久しぶりの学びに戸惑いながらも無事に資格をいただけることにたどり着きました。

講義や実習などの様々な学びの中でも、毎年開催される参加型コンサートは、障害児者と共に楽しく過ごしながら学んできました。初回から参加させていただけていることを誇りに思っています。

その「あなたとわたしのワイワイコンサート」は第10回を重ねています。参加される施設の方々、演奏してくださる方々、実行委員会の方々、さらには協賛してくださる方々、皆さんの輪がどんどん広がり続いている結果に違いありません。

その中心には「障害児者の役に立ちたい」という皆さんの強い思いがあります。

音と音、音と人、音と価値での活動や経験

音と音、音と人、音と価値、このような中での活動や経験のことを、ミュージッキングとステイーゲ（ノルウェー音楽療法士）は言います。

毎回、様々な立場の人が、障害児者と共に、音楽活動を通してみんなでワイワイ楽しみながらコンサートを作り上げていることは、ミュージッキングの考えに通じていると思います。

笠嶋造語ではこれを音楽作業と解釈しています。


この音楽作業への関わり方を大きく4項目に分けてみました。

1、コンサートを催す体制作り。
ワイワイコンサート実行委員会メンバーが、運営、会計、広告、パンフレット作成などを担当します。毎回パンフレットは障害児・者の作品が使われていて好評です。

2、音楽に関わるプログラム作り。
当日のプログラム、進行表、リハーサル表の作成、それらに基づいて指導者、音楽演奏者、

ミュージックセラピストが準備をします。

3、チケット販売。

実行委員、演奏者を始めとする全員で、知人、学校、地区公民館関係、マスコミなどにパンフレット配置のお願いや声掛けをします。

4、当日役割。

ステージの準備、障害児者の誘導やケア、出演者への対応、会場の安全に関する対応などがあります。

音楽療法の知識だけではコンサートは出来ません。これらすべてが整って「あなたとわたしのワイワイコンサート」が成り立っています。

一般的なコンサートは、音楽事務所のような業者が企画し、高額料金が派生し、聴衆側にもそれなりのマナーが求められ、クラシックコンサートでは服装にも気を使っていました。それをコンサートと思い込んでいましたので、参加型コンサートでみんながワイワイ行なうミュージッキングの感覚はとても心地よく新鮮でした。

コンサートは一発勝負。当日のみのリハーサルです。たっぷり3時間かけて本番に備えます。演奏者として携わることの多い身としては本番よりも緊張する時間です。参加型ですからお客様がステージに上がることを想定しての演奏やステージ上での動き、出演者の今日のコンディションに寄り添った演奏の仕方、ステージ進行の確認など、その場で決まることが多いのでとても緊張感のあるリハーサルになります。
その張りつめた気持ちをほぐしてくれるのが障害児者の笑顔と演奏です。何度救われたことでしょう。昨年ご一緒した児童が一回り大きくなり、ニッコリとして私の手を取ることもありました。これは元気の源になります。

コミュニティ音楽療法

こうして音楽作業の集結となるコンサート本番を迎えます。音楽療法では、このように地域の中で音楽を用いて、障害児者と共に音楽を共有し、それぞれが有意義に過ごすことが出来る文化活動を、コミュニティ音楽療法と呼んでいます。

障害児者と、同じ音楽を共に演奏し、共に聴き、共に見て、共に喜び、共に過ごすことで幸せな気持ちになります。また来年ね、と聞こえてきます。障害児者は人々に幸せをもたらしてくれる存在なのです。「あなたとわたしのワイワイコンサート」がミュージッキングの力で支えられているのを感じます。幸せな気持ちは人を元気にしてくれます。人が元気になると社会も元気になっていくことでしょう。

ミュージッキングはコンサートだけでなく、音楽療法のあらゆる分野で行われている毎回のセッションでもその力が発揮されています。ミュージックセラピストと看護師、施設職員、介護職員など様々な職種の力が結集されているからです。好きな音楽を使ってそのお手伝いが出来る喜びを知りました。これからもミュージッキングの力で元気な社会を作る一員でありたいと思っています。

SECTION IV グループ

♪現場での実践

ここに述べる使用音楽は一例です。音楽療法の現場は百花繚乱です。参加者の世代、好みに適する音楽を、セラピストの感性でそれぞれ「蓄積されている音楽の引き出し」から探してみましょう。さらに馴染みの歌を替え歌（作り歌）にしたり、その場にあわせた音楽を提供できる即興性を磨く良いチャンスでもあります。

活動をはじめた時の動きを「居場所」として時々そこに戻ってから次の動きに展開していくと参加者の安心感と活動の信頼感ができます。

地域の熟年グループ対象にタコ足を使ったあるセラピストの創造的な活動があります。部屋の中央に柱の様な長い棒を立て、大きなタコ足バンドの真ん中を、棒の先端に固定させた形でたちます。グループ12人それぞれが1本ずつ足の端を持って離れて立ち、リズムに合わせて足元と腕を動かしながらタコ足で三つ編みをしていくと、部屋の真ん中にトーテンポールができるという楽しいものです。

自閉症の児童を対象にしているセラピストは小さなゴムバンドを使って歌いながら対象児と電車ごっこを何度かしていたら、児童に前と後ろの両方向に気付きができたとの成果が見えた報告があります。

スカーフ活動に参加せずいつもグループを眺めていた人がいたので、ある日、その人の周囲にグループがスカーフを掲げて歩み寄り、スカーフを掲げ手をみんなでそっと手放してみたら、スカーフで包まれた参加者が半透明の内側から嬉しそうな表情を見せて「参加」していたそうです。

音楽とプロップを使った身体を動かす活動は自身の身体感覚を刺激し、歌いながら行う呼吸を合わせた動きはグループの活性化と周囲への気付きを広げます。この体験を通して音楽療法セッションが深まり参加者の喜びに繋がります。

現場は多様です。いろいろな工夫と豊かな感性を磨いてチャレンジしましょう。多くの発見があることでしょう。


タコ足、ゴムバンド、スカーフなどの道具を使い、音楽と共に間接的に身体に働きかける活動を取り入れると、参加者が自身の体や空間性の感覚とグループとの自然な交流を広げることができるようになります。これは音楽療法のセッションで、楽器を使った表現、また楽器を手渡す場面にも大いに変化を与え、やがて参加者それぞれにその人らしさが現れ、日常の生活の喜びに繋がると信じています。

セッションに動きを取り入れる

音楽は楽しく、それを使う活動は自然に心を開くきっかけになり、参加者自身の生きる喜びにつながるものであることが音楽療法の基本にあります。

音楽が始まると参加者は思わず手や上体を自然に動かしていることが多くあります。音楽に誘発された動きを少しずつ引きだしてウォーミングアップにつなげると、参加する人たちがそれぞれ身体感覚や空間性に気付きが持てることが期待されます。音楽療法の導入部に行う簡単な活動を、私は「からだほぐし」と名付けました。

「からだほぐし」

座席はそのままで、軽やかな曲（たとえばミッキーマウスマーチ、CDまたは楽器演奏）のリズムに合わせて、8カウントまたは16カウントずつ、指、手、足先など身体の末端部から動かします。リズムに合わせて拍手、手首をぶらぶら、右手で左腕をとんとんと肘から上腕、肩までタッピングしたらシューッと撫でて戻ります。同様に反対側もとんとんからシューッまでやったら拍手に戻り、次に両手で両膝をタッピング、太ももまでとんとんとつなげ、可能なら上体をかがめて（お辞儀するよう）ふくらはぎまでタッピングして、起き上がり最後に両手で太ももからふくらはぎまでシューッと撫でで一段落。始まりの動作（ここでは拍手）に戻ってそこから次の動きに移るとわかりやすいでしょう。開始の動作を「居場所」にして時々戻ってから次に移ると参加する人に安心感が生まれます。
次に曲を変えて軽い足踏みから始め、膝を少し上げて歩く動作、腕もふりながら倍のテンポでゆっくり歩く動作をしていくと自然に重心の移動が始ります。この時、山登りのイメージや(脚は休み腕ふりだけ続けて)りんごやぶどう狩りのイメージを提示してみると、参加者の発言も聞けて楽しい気持ちになります。また「居場所」(足踏み)に戻り最後はカウントを倍にしてゆるやかに終了します。
タッピングや撫でることは自分の身体に感覚が刺激され、自然に自己認識を高めることに繋がります。座った姿勢で重心を移動して身体(上体　腕)が前後、左右に動くことは周囲の空間と次第になじむ体験になり、グループ活動を自然に受け入れ、セッションの効果に役立つことでしょう。

音楽の使用例。世界の民族音楽　"Putumayo World Music" シリーズ。特に Putumayo Kids は導入部に適しています。少しアクティブな動きにはレゲエやロックンロール、ABBA はイメージを引き出しやすいです。

[写真1]
動きを引き出すのに　からだほぐしの他に、風船、扇子、団扇、風車、シャボン玉(終了後に床を拭き取る必要)など用いると、参加者が興味を持って自然に身体を動かすことができます。自然音などを使うとイメージも膨らみます。

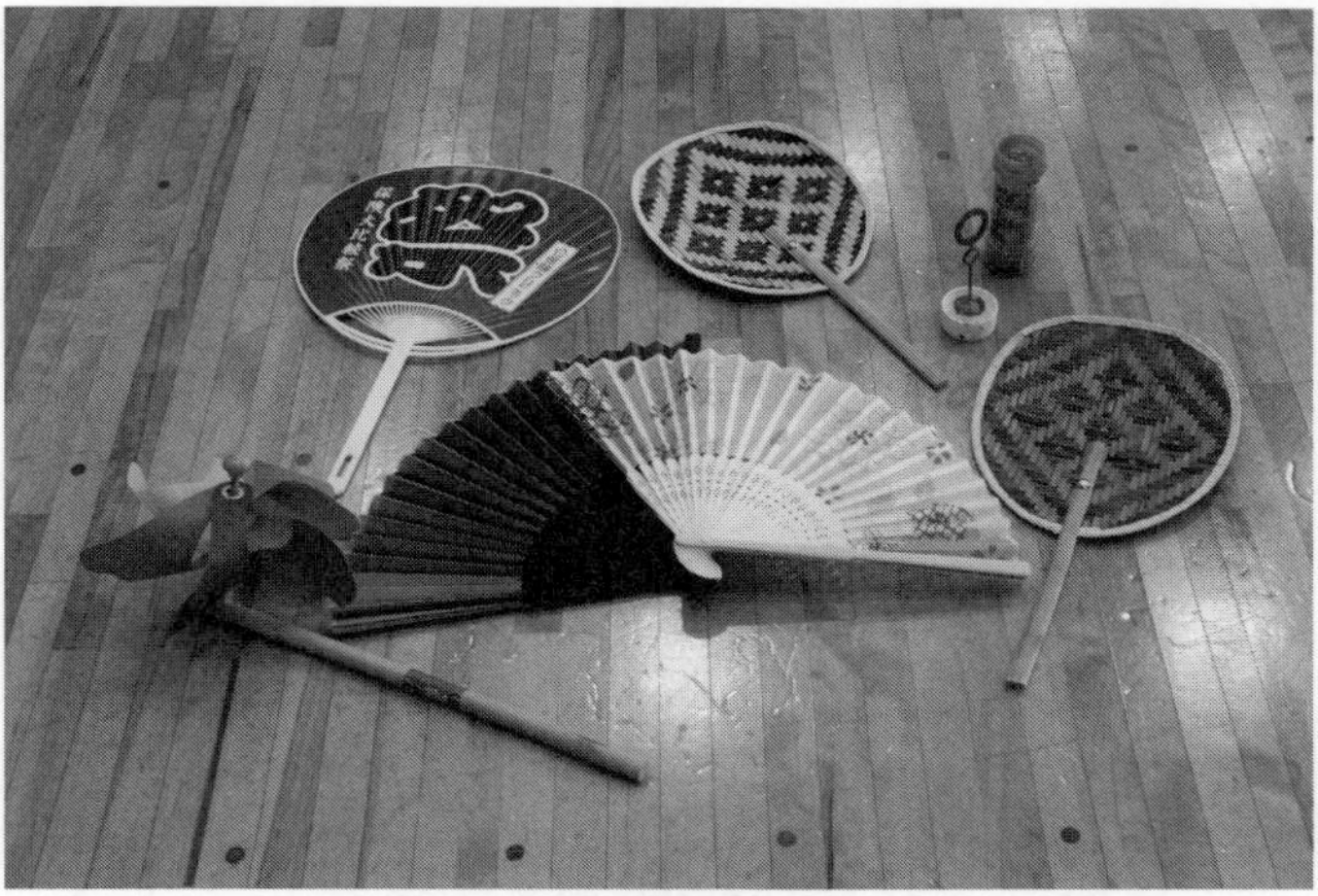

写真１

「輪になって動く」

音楽療法の現場では集団で前方を向いて座っていることが多く、前に歌詞が貼られ（全員が歌詞を目で追うわけではないが）目線を向ける目標があることで 参加者同士の目線があって気まずい、恥ずかしい気持ちになることなく過ごせます。元来、日本の文化風習の特徴として間接的な表現が上品で優雅とされ、直接人に目を向けて話しかけるようなことが得意ではないようです。それに合わせてセッション場面が教室型の並びであるのは意味のあることだと思います。

丸く輪になる盆踊り、アイヌに伝わる儀式は輪で行われます。ある宗派では、縁者が座って輪になり巨大な数珠を回す儀式もあります。アフリカ、ネイティブ・アメリカン、欧州各地の民族舞踊や風習も輪になります。このように伝統的な祭りや儀式では輪になる場面が多く　現在、欧米のセラピー場面は輪になって行われることが一般的です。

輪になることは社会の原型に近づくとも言い換えられることでしょう。検証できませんが、人々が輪になることで集団のエネルギーが高まるのだろうと憶測されます。

ここで、私が会員になっているアメリカダンスセラピー協会の友人セラピストたちが開発した、グループ活動に効果のある3つのセラピー用プロップ（小道具）と使用例を写真を入れて紹介します（参加者の了解済み）。

これらを使って動く活動を音楽療法の一部に取り入れてみると、セッション後半の音楽活動で集団内の交流場面が出てきて自発的な表現も自然に増えてくることが多くなります。音楽療法のプログラムの中で始めは数分ほど簡単な活動を行って気分転換します。少し慣れたら変化をつけて、10分ほど音楽療法プログラムのイベントとして続けてみましょう。

音楽と小物を使う活動に参加者が少しずつ馴染み、しだいに楽しく思えてくると、自然に体と呼吸と動きが一体になり、他者との交流が増えてその人らしい表現も見えてくるので、セラピストのアセスメントをする視点が広がります。

留意すること

ゴムバンド、タコ足、スカーフを使う際に座位、立位ともにそのサイズに合わせた椅子・車椅子を輪の形に並べることができる広さが必要です。ゴムバンド、タコ足は伸縮の幅が大きいので、やや広い場所を確保します。立ってスカーフを使う場合、天井が高いと効果的な活動ができます。立って行う場合は床の状態に気をつけて、滑りやすくないかをチェック、同時に参加者の足元が不安定にならないよう、無理なくできる動きを提供します。ゴムバンドは膝を緩めて重心をできるだけ落とすようにすると安定します。

[Octaband]

オクタバンド（タコ足型ストレッチバンド）

ダンスセラピスト　Donna Neumann-Bluestein さんが考案、製作者です。

伸縮する化学繊維で作られ、中心に直径40センチほどの円形の布部分がありそこから各方向にピンク、黄緑、ブルーのカラフルな細長い脚（S８本、M16本、L24本）が放射状に伸びて、その先端に手を通して握る部分があります。この他、同じく伸縮する繊維でモスグリーン、焦げ茶、青と全体の色調がおとなしいアースカラーバージョンがあります。中心の円形の布部分があるので、対面の人に目線が行かず、緊張が軽減されます（西洋社会では当たり前の目線を合わせることに私たちは苦手です。タコ足バンドの円形の布に日本では特別な効果があることを製作者に伝えました）。

参加者それぞれ、両手、または片手で持つので参加数に合わせて調整が可能です（S４人～８人、M８人～16人、L12人～24人）。タコの足が余ったらスタッフに呼びかけて、一緒の場面に参加して頂くことも良い案だと思います。

[写真2]

タコ足を提示し手触り色などに興味を持ってもらいます。次に足の部分の好きな色を手に取って持ち、全体でタコ足を広げていくと輪になることができます。椅子、車椅子、または床に座る、立った姿勢で行うこともできます。この時は足をしっかり地面につけているか確認しましょう。両腕または片腕で手前に引いてみます。

[写真3・4・5]

それぞれがタコ足を少し上下させる、色指定してゲーム感覚で行うと馴染みやすいでしょう。ソーラン節やキヨシのズンドコ節を歌いながら引くと呼吸が合って楽しくなります。その場合、お囃子部分で上下の動きを取り入れてみます。遊び歌、だるまさんが転んだ~に続き色(例ピンク)を決め、その色を持っている人が腕を少し上げる、などゲーム感覚で使えます。童歌、

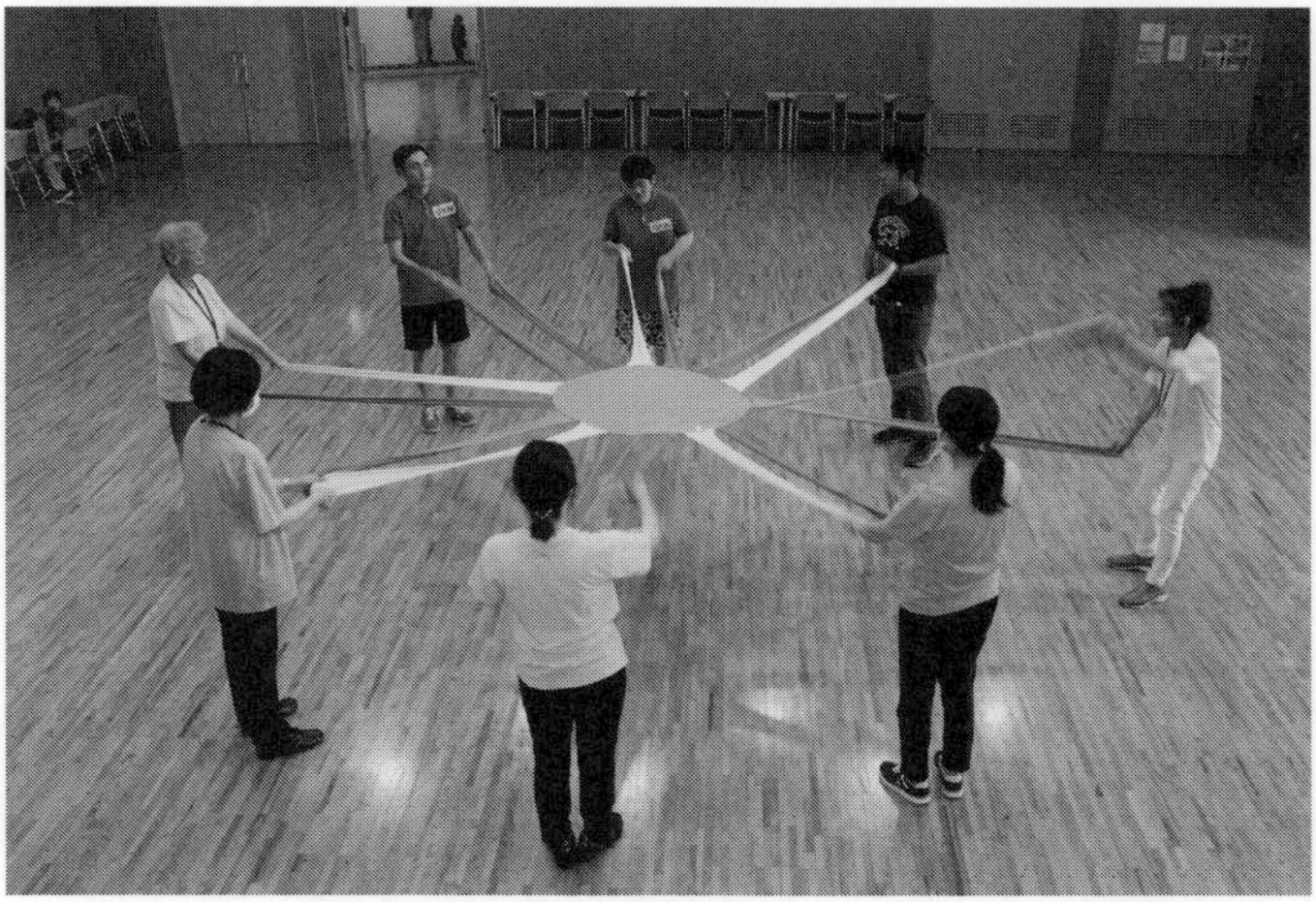

写真2

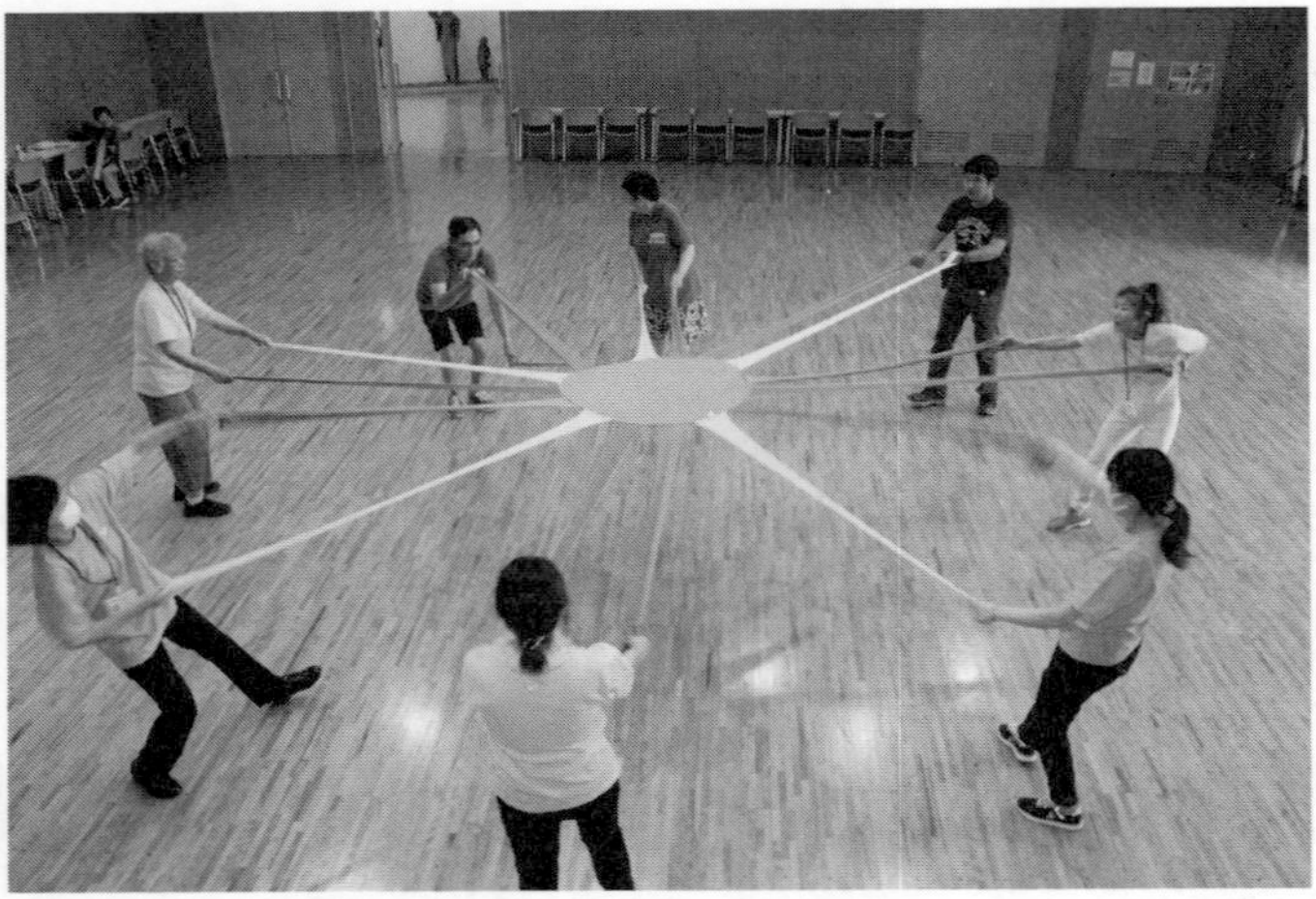

写真３

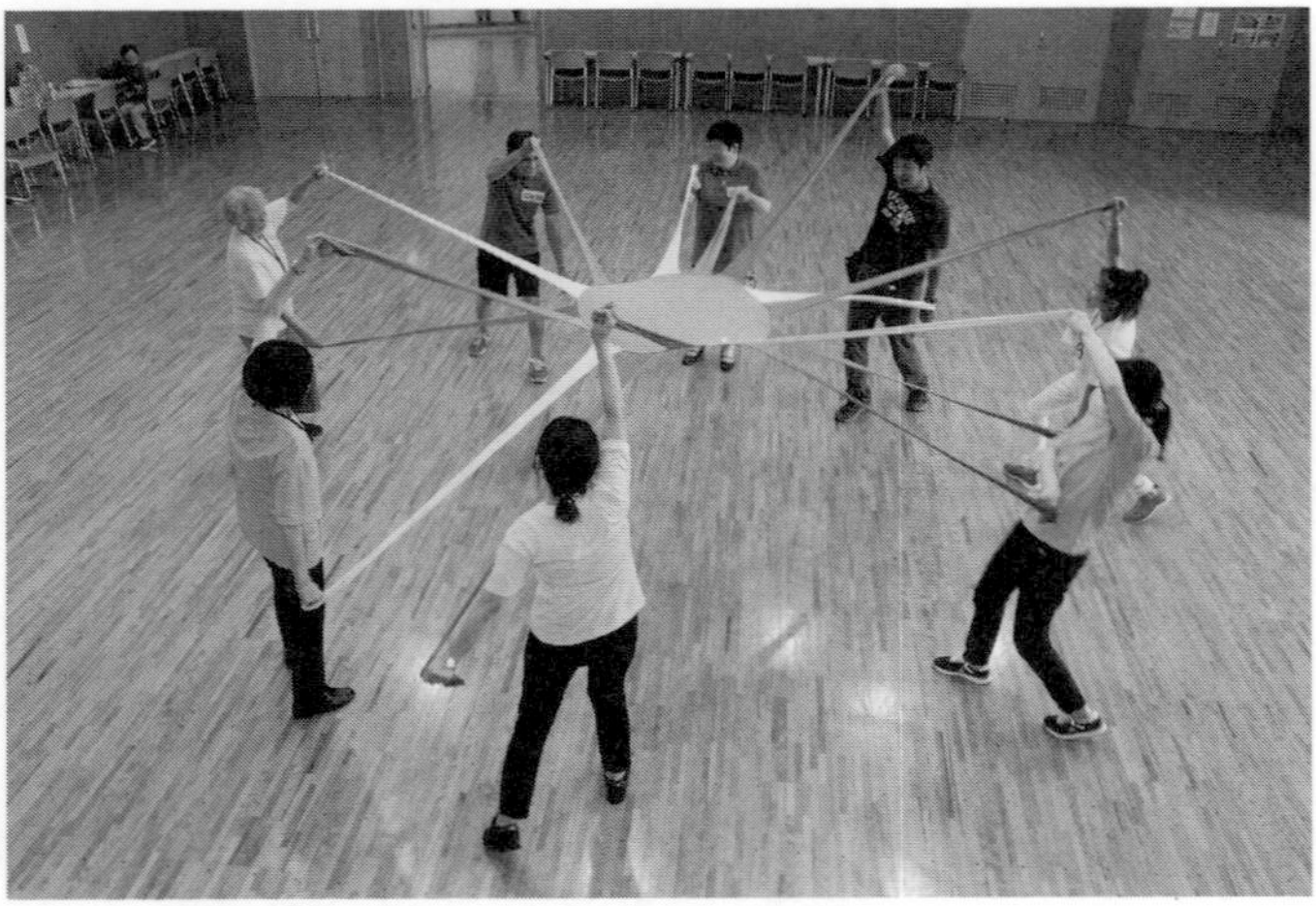

写真４

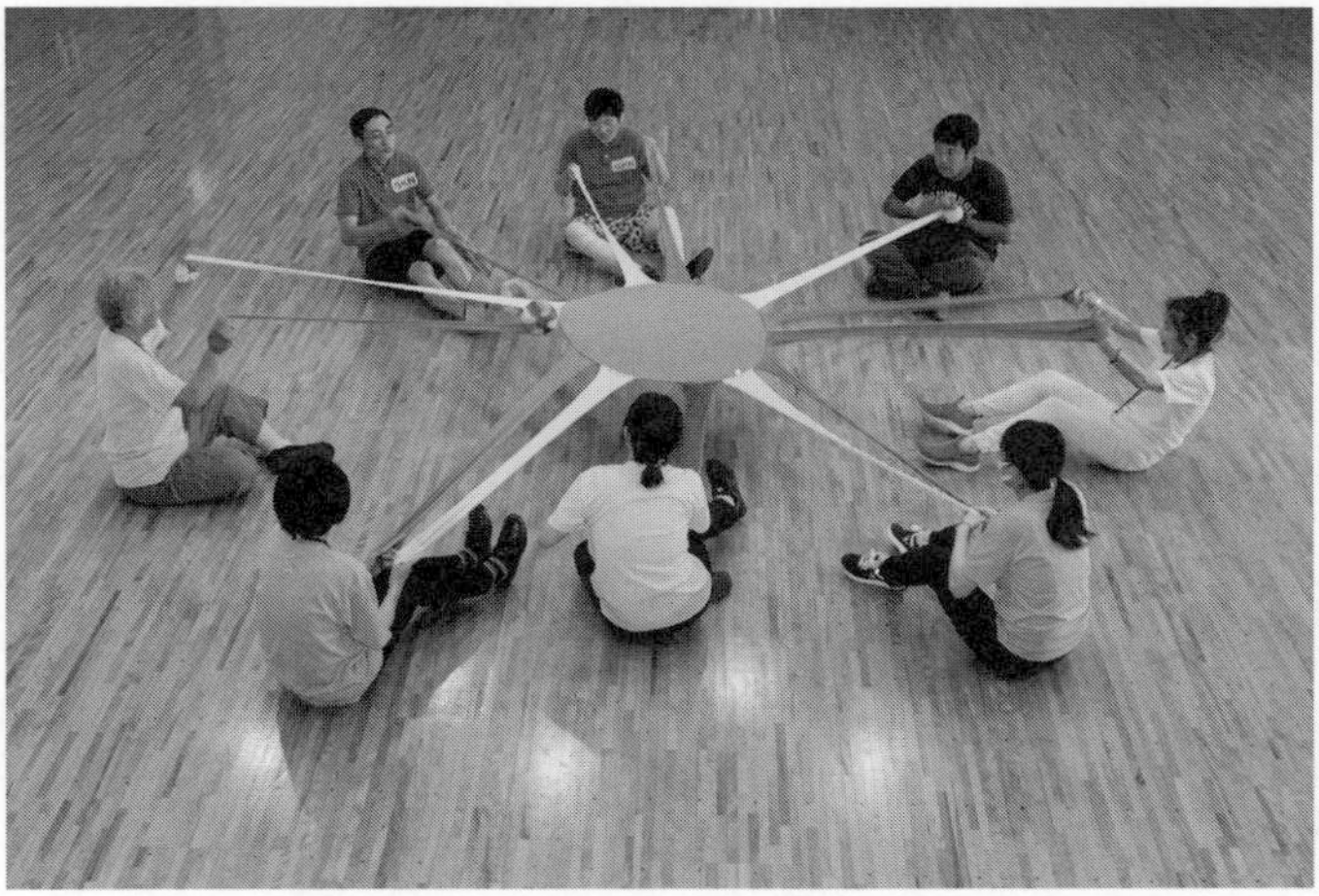

写真５

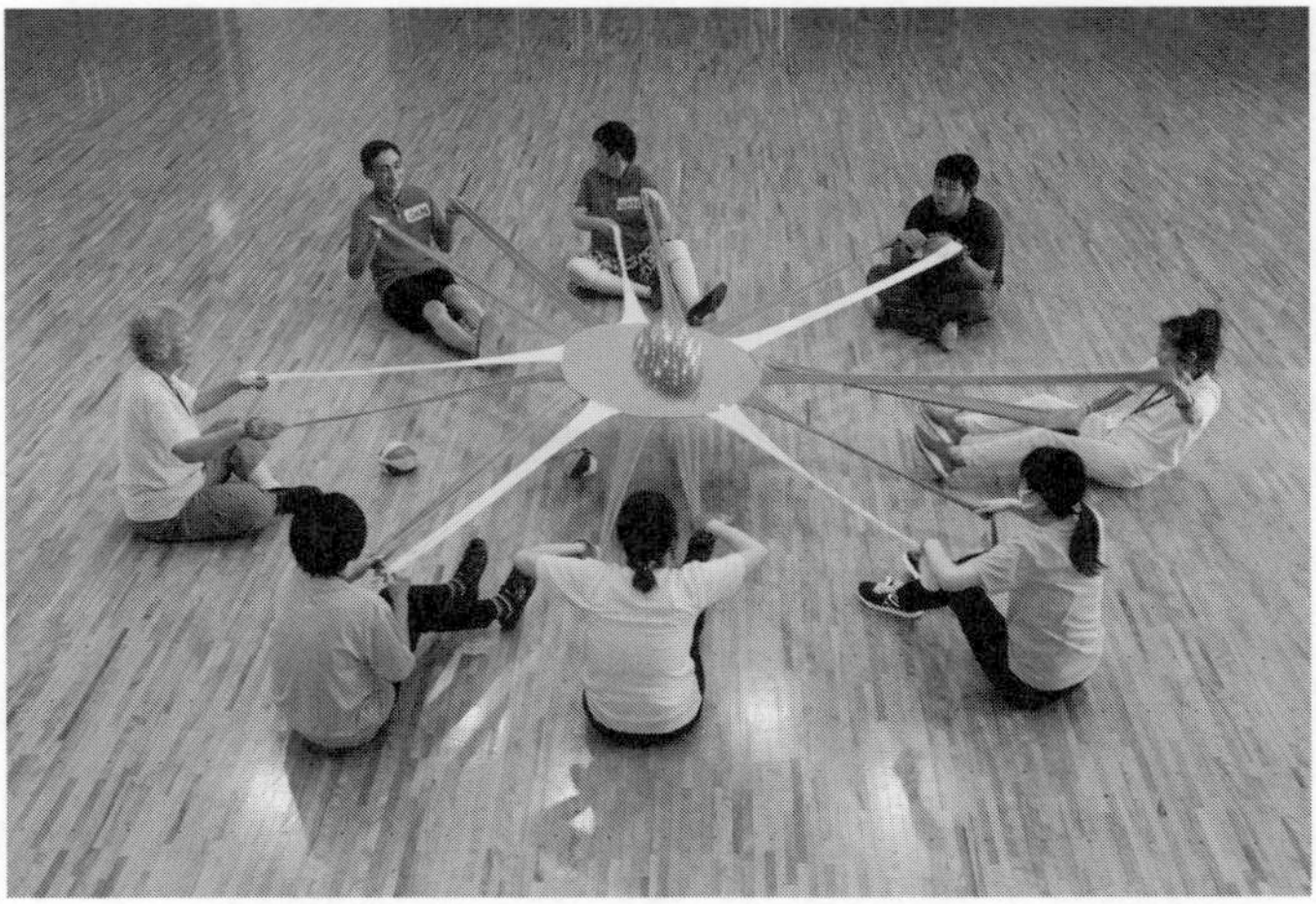

写真６

童謡、と短い歌で繋いで歌いながら行うと飽きない、疲れない工夫になります。瀬戸の花嫁、紅葉は、タコ足を持ったまま腕や上体を左右に揺らすリラックスした動きに繋がります。参加者がリラックスできるテンポを提供すると良いです。

[写真6]

タコ足の真ん中、円形の布に「紙風船」「折り紙」「クリップで固定させた鈴」など小物を乗せて、ケセラセラのようなワルツを音楽を使ってみんなで揺らす。

[写真4]

さらに動ける場合にはマイケルジャクソンやABBAなどリズムに合わせ立ってみんなで踊り、拍手の合図を入れて全体が止まり、グループオブジェになり終了する。またはハワイアンや涙そうそう、ミュージカル虹を越えて（オズの魔法使い）など緩やかな音楽で上体を左右に揺らす、腕、手首を脱力してリラックスする終わり方もあります。

それぞれの現場で参加者に適応する活動を提供できる参考にしてください。

特徴と効果

伸縮性のある素材の利点が生かされ、消極的にタコ足の端を握っているだけでもグループに参加でき、周囲の動きに誘われて腕や身体の動きが引き出される機会となります。手、肘、腕、肩、上体が呼吸も伴った活性のある動きに発展できる可能性があります。

タコ足バンドで円形になることに馴染んでくると、次第にグループを受け入れることが楽になります。ダンスセラピーでは水平面は交流の面と位置付けられています。食事や会合はテーブルを囲んでいますし、楽器店にはコミュニケーションを目指して巨大なテーブル型のドラムも売られています。はじめに、わらべ歌、民謡、童謡やラララと鼻唄などで即興的な「作り歌」を導入部分に取り入れると楽しい交流が生まれます。

[Elastablast]

エラスタブラスト（ここではゴムバンドと表記します）

ダンスセラピストKimberly Dyeさんが考案しました。

弾力性の強いゴムチューブの芯を、フリース上の肌触りの良いカラフルな素材で被ったストレッチバンド。体の前で掴み手前に引く、背中に当てて少しもたれかかる等、強度に耐える素材です。Ｓサイズ（２人用）Ｍサイズ（数人）Ｌサイズ（12人前後）、その他ＸＬ（20人前後）があります。

[写真７]

素材が適当に緩むくらいのゆとりを持って輪になって椅子または床に座り、片手で交互に持って上下に軽く揺すり、両手で、手首、肘を軽く振って周囲の揺れにつられた自然な動きから始めます。

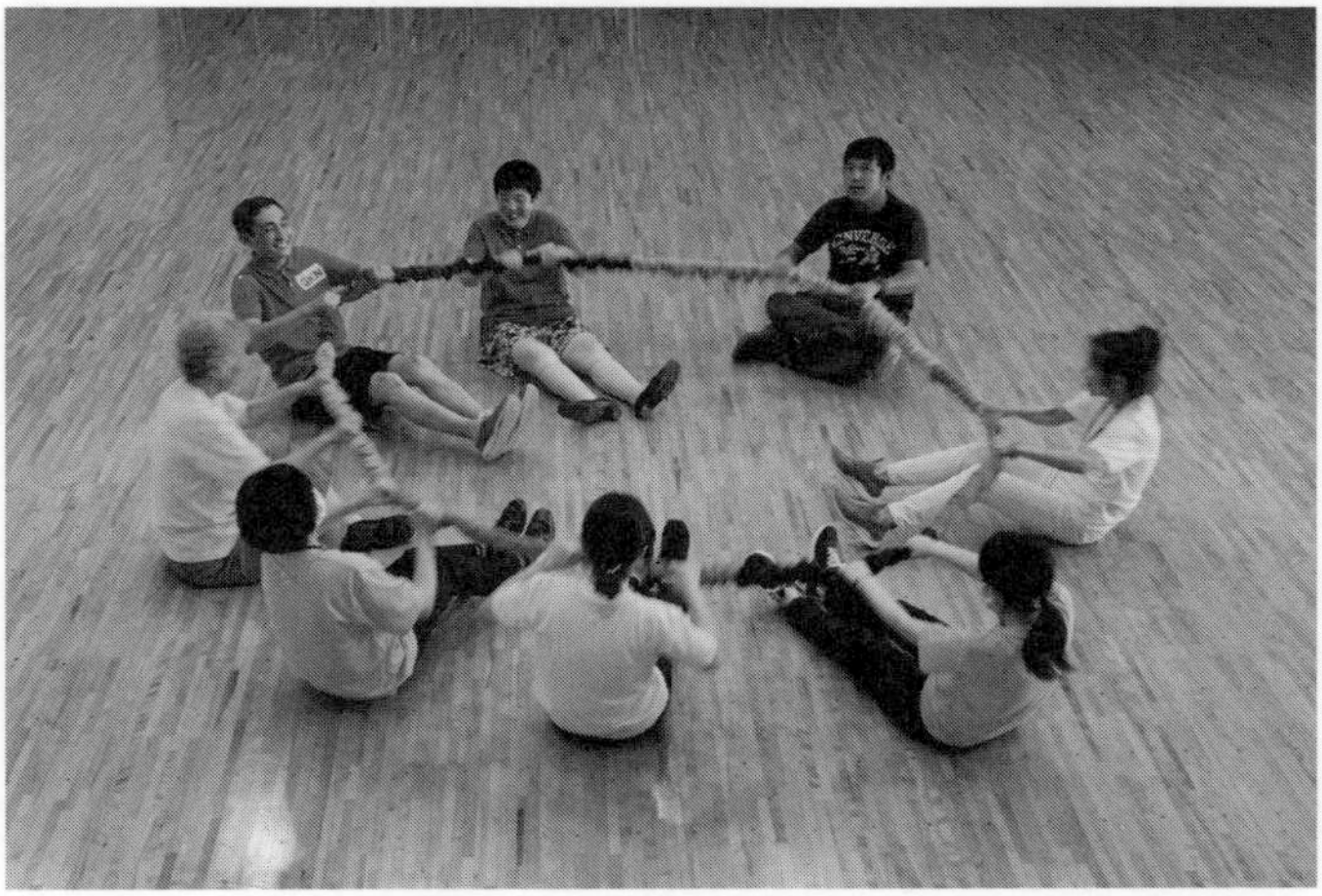

写真７

［写真８］
リズミカルな音楽で上下に振ったり手前に軽く引き、ゴムバンドの動きが全体に伝わりお互いに動かし動かされることを体験してみます。

［写真９］
両手を交差してもち、息を合わせて左右どちらかの方向に送る、リズムカルな音楽を使い8拍ずつ向きを変える、ギリシャ民謡のシルタキは曲のテンポが次第に速くなります。これに合わせるとかなり活性が出てきます。

［写真10／11］
座位ではっきりした2拍子のリズムに合わせて上下に振る、または立って大漁節のような民謡のサビ部分で踏み込みながら手前に引くと、足元と重心の感覚が刺激されます。

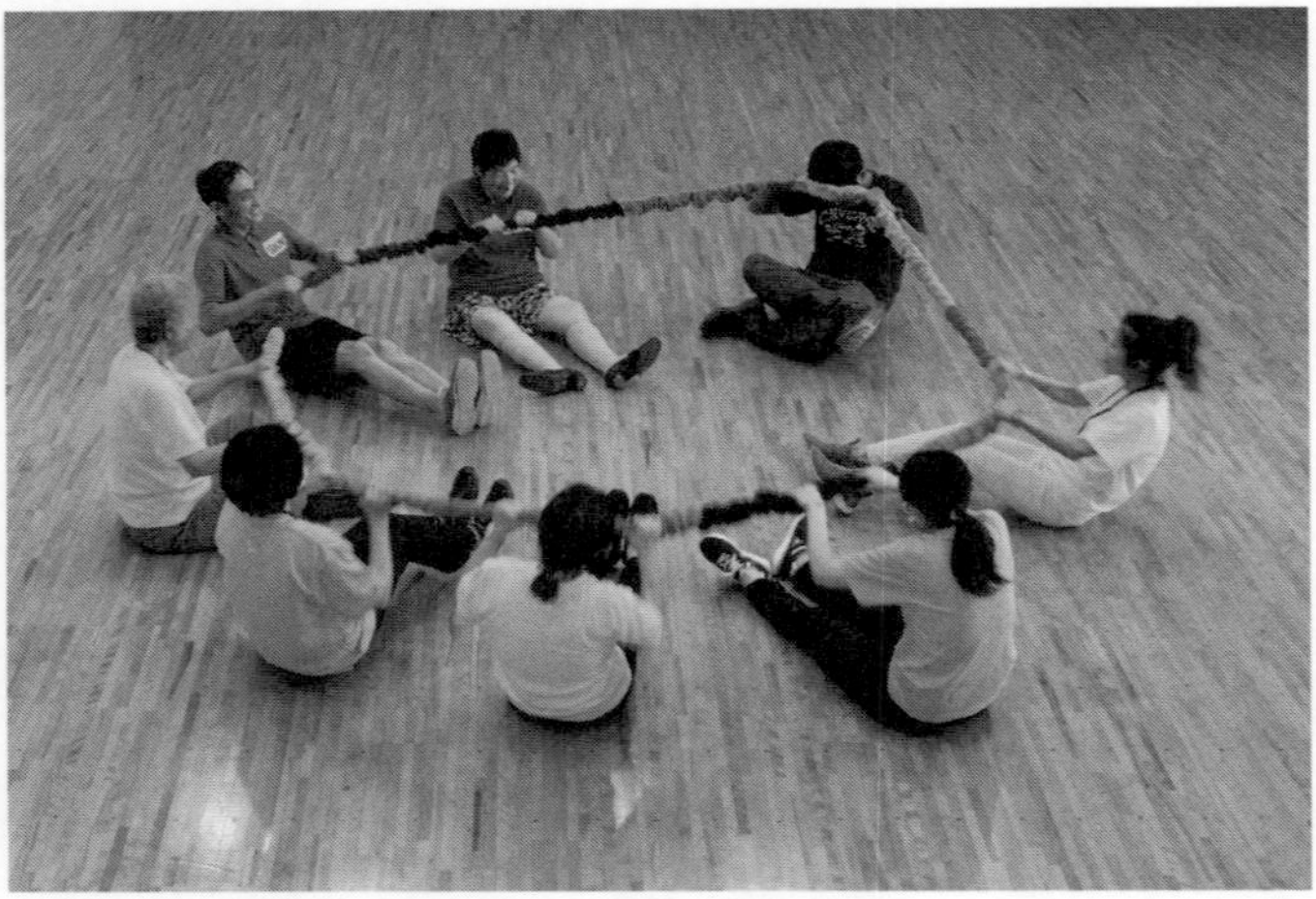

写真８

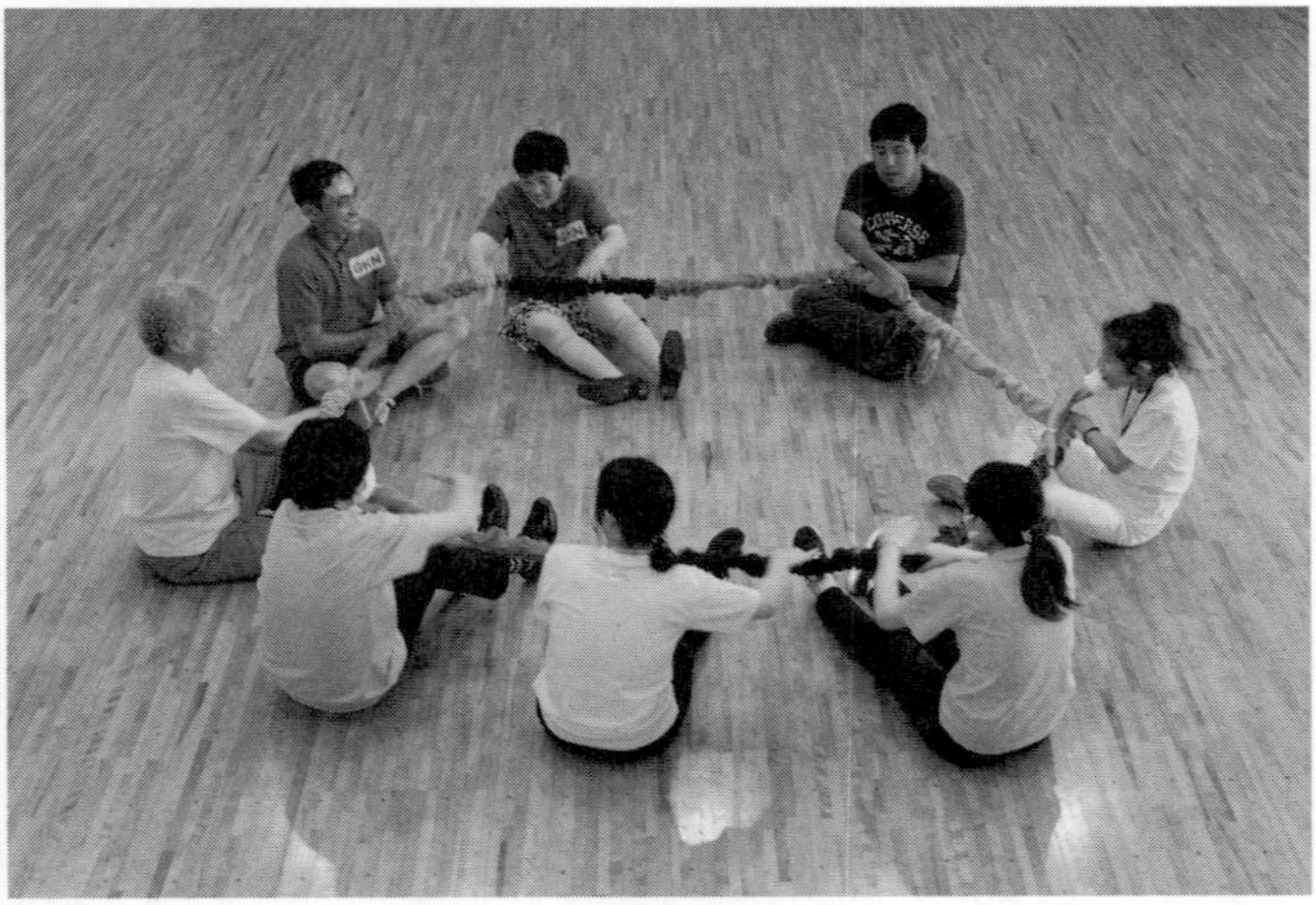

写真９

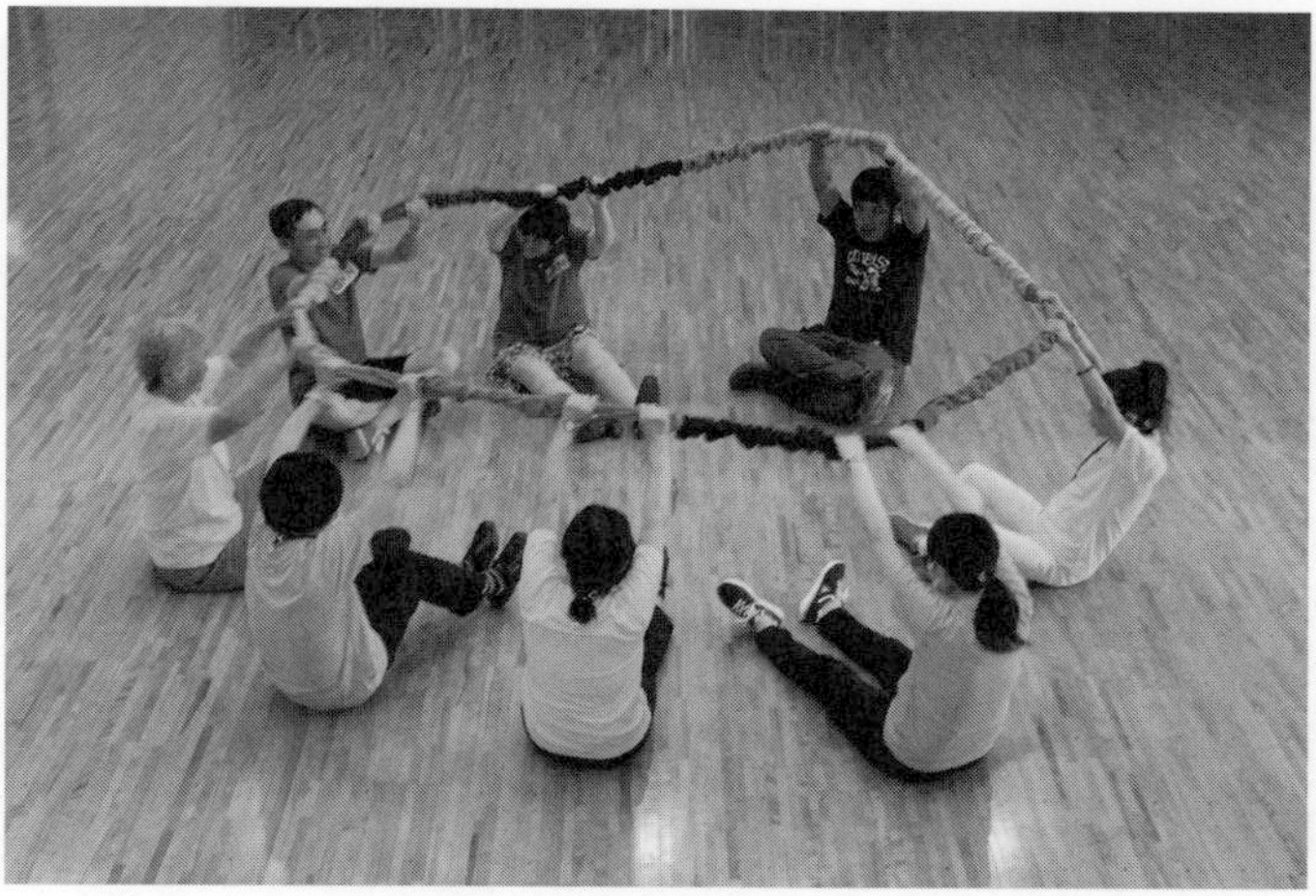

写真 10

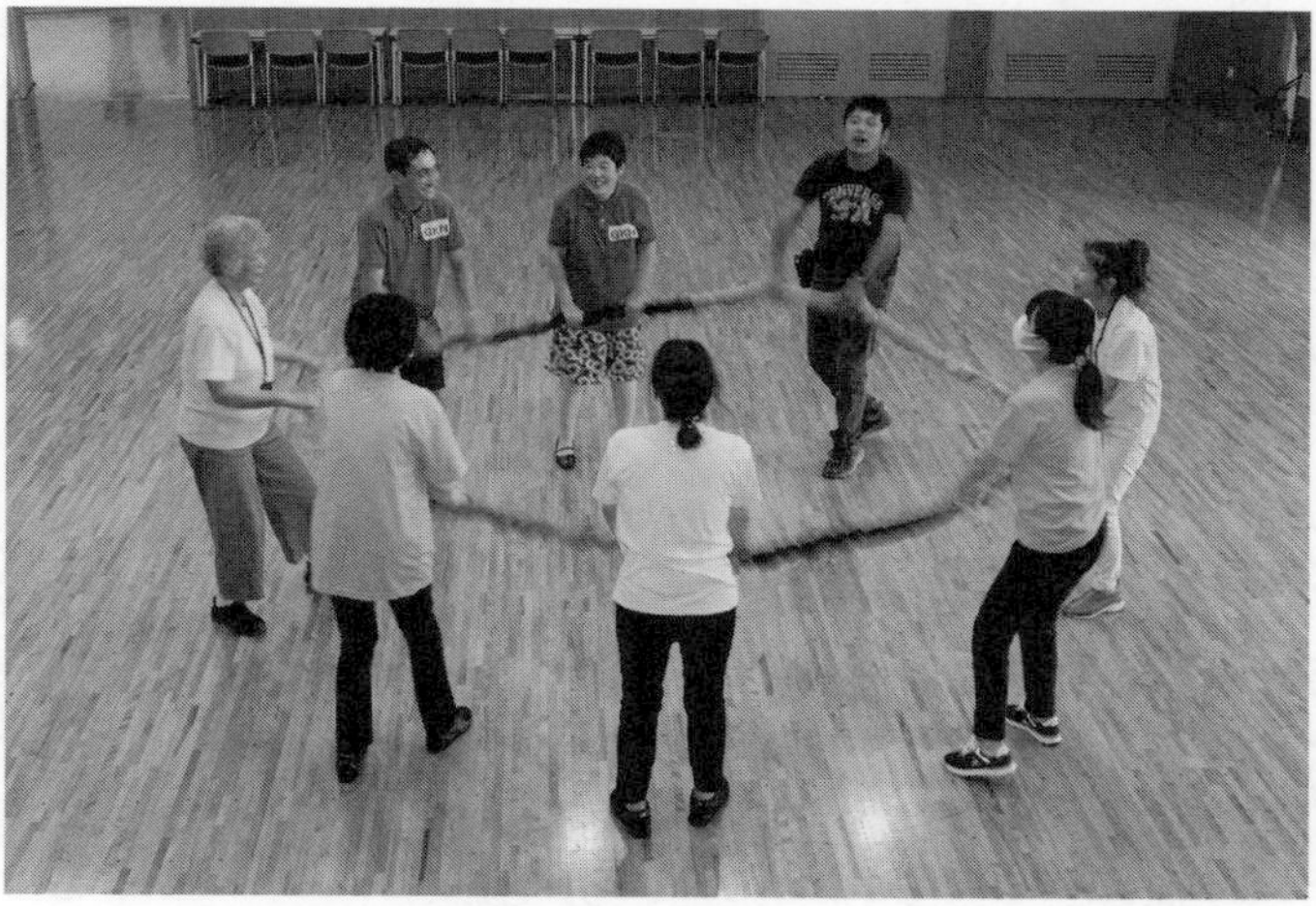

写真 11

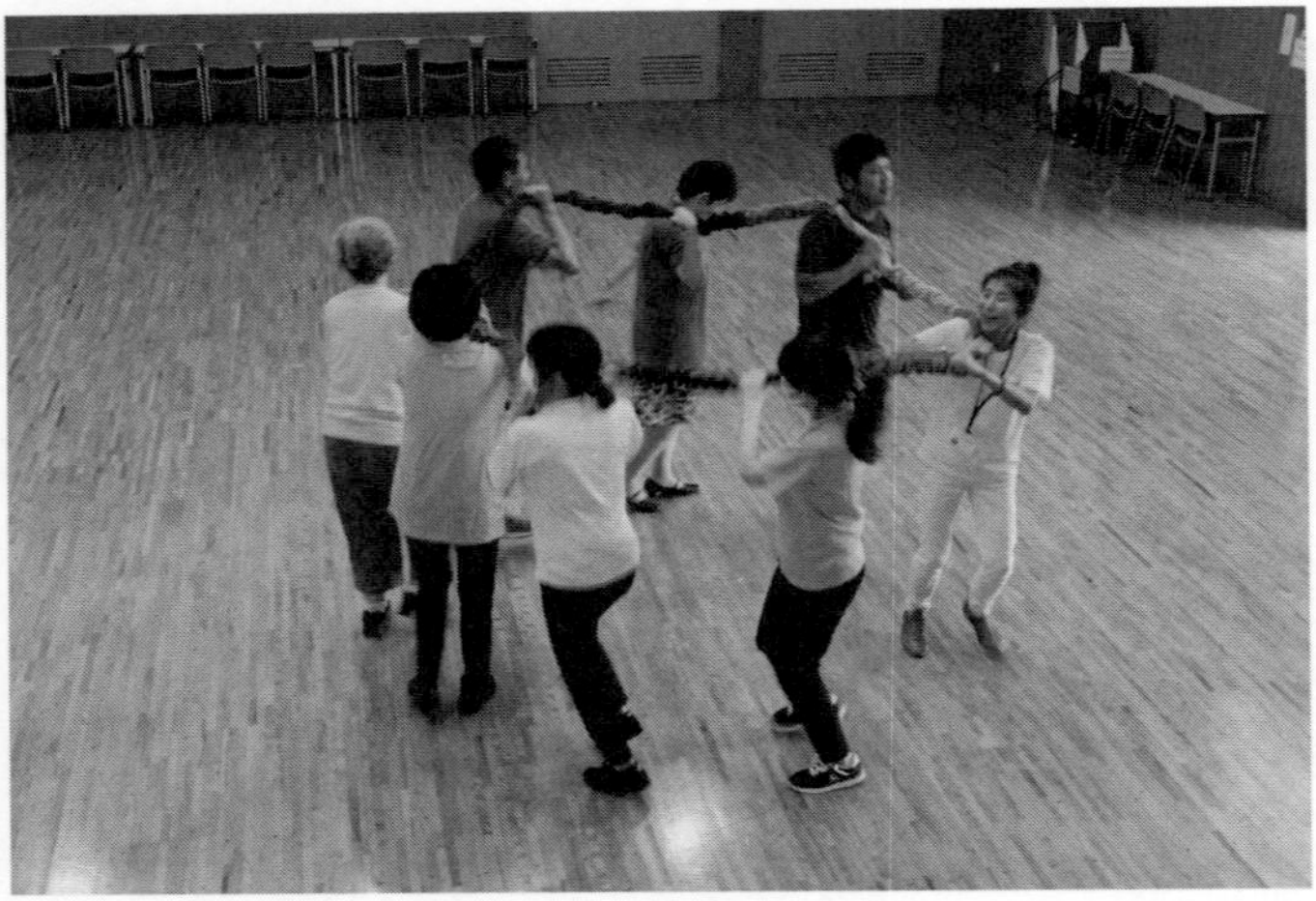

写真12

［写真12］

広い場所で行う時は、順番に先導になって御神輿担ぎのようなゲームで全体が練り歩くこともできます。

特徴と効果

片手で持つ両手で持つ、積極的な人も消極的な人も容易に参加できます。中のゴムの部分は大人のグループが内側に入り、立った姿勢で膝を緩めて重心をもたれかけても耐える程度の強度があります。外側はソフトな肌触りで思わず楽しくなる色が組み合わされており、手になじみやすくみんな気軽に活動に参加できます。自分と人の動きが影響しあい思わず動き動かされている場面が現れます。この体験から音楽療法の場面でも人との関わりが楽になってくるでしょう。リズムのはっきりした音楽によく合います。

ゴムバンドに引っ張られて動きに参加することで、集団活動のきっかけになります。寄り掛かる、軽くもたれかけることで、集団への信頼感ができると音楽療法セッションにも変化が現れるでしょう。引っ張ること、もたれかかる事で重心の安定との身体のバランス調整をすることが経験できます。

[Canopies]

カノーピー（ここではスカーフと呼びます）

ダンスセラピストの Emily Day さんの考案です。

1辺2・7m程の薄く透ける軽い素材の正方形の大型スカーフで、赤、青、ピンクなど鮮やかな色や茶色、紫、水色などの落ち着いた色まで各種あります。

参加者が両手または片手でスカーフの端を持って全体を軽く広げると、円と正方形の中間になります。手首から緩やかに上下左右に小さく動かし、次第に腕、身体全体を使う大きな動きに展開できます。スカーフの上に大きな風船や軽い紙風船を置いて、みんなで弾ませるように動くと場面が盛り上がります。

［写真13］

空間に広がるような音楽が動きを引き出すのに向いています。

シルク・ド・ソレイユのCDには、空中ブランコの音楽や不思議なミステリアス踊りに使った曲なども あって、軽く伸びていく動きに合います。

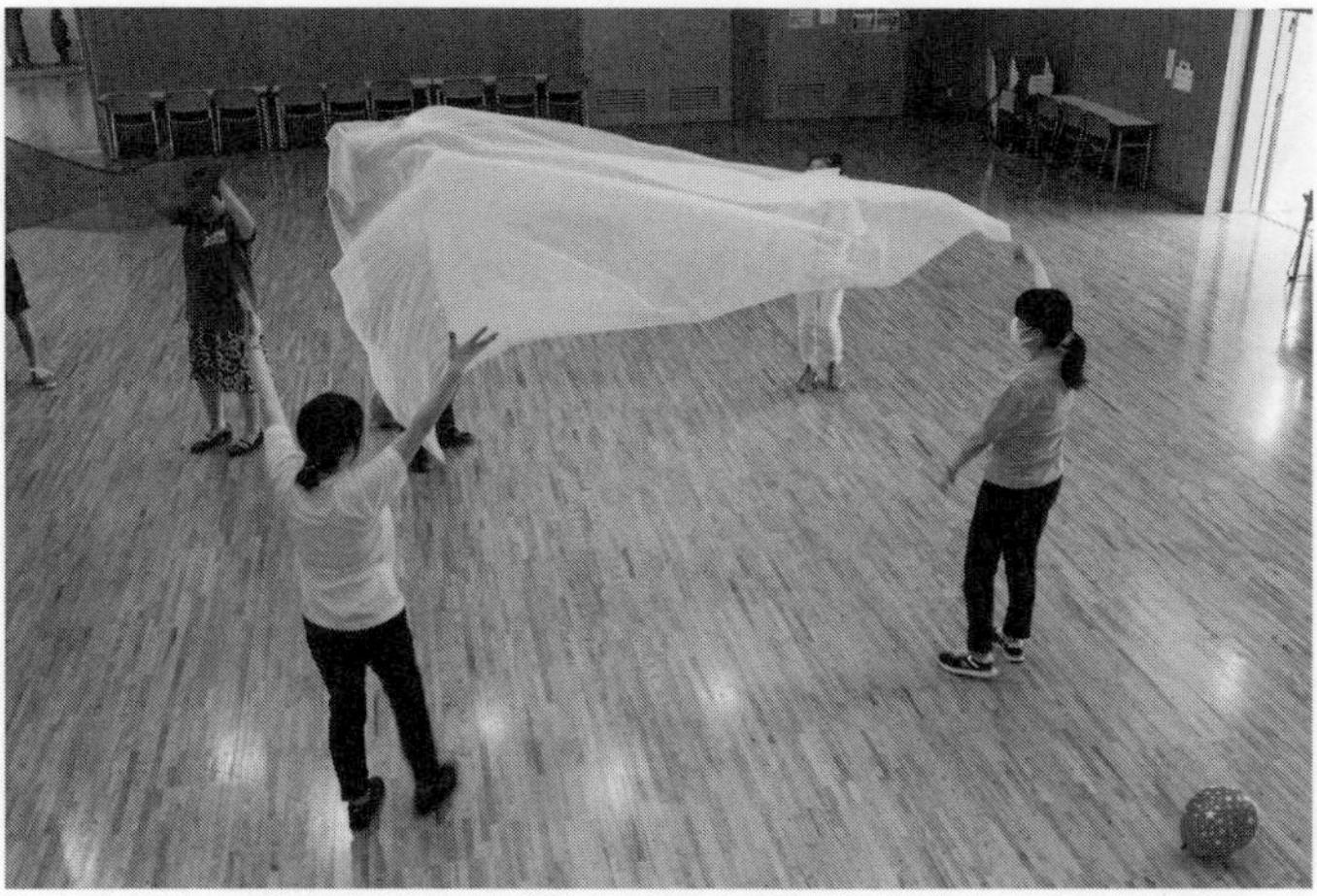

写真13

ベリーダンスの音楽等は顔の前からスカーフを通して見渡す動きが出てきて、消極的な人も楽しく参加できます。また、ハワイの結婚の歌、沖縄のゆったりしたメロディー、波の音などは緩やかに揺れる動きに適しています。参加せずに周囲で見ている人に、レインメーカーやツリーチャイムの演奏で参加してもらうこともできます。

[写真14]

上下に揺れながらスカーフが上になった時に向い側の2人が同時に手を離し、スカーフの下を潜って場所を交換し、再びスカーフを手にすることもできます。ゆったりした音楽で呼吸を整えて、終わりは全員でスカーフを高く上げ、そのまま一気に手を離すと、落ちてくるスカーフの形の面白さと同時に活動が終了した実感がします。

クリスマスのイベントように、星の形が浮か

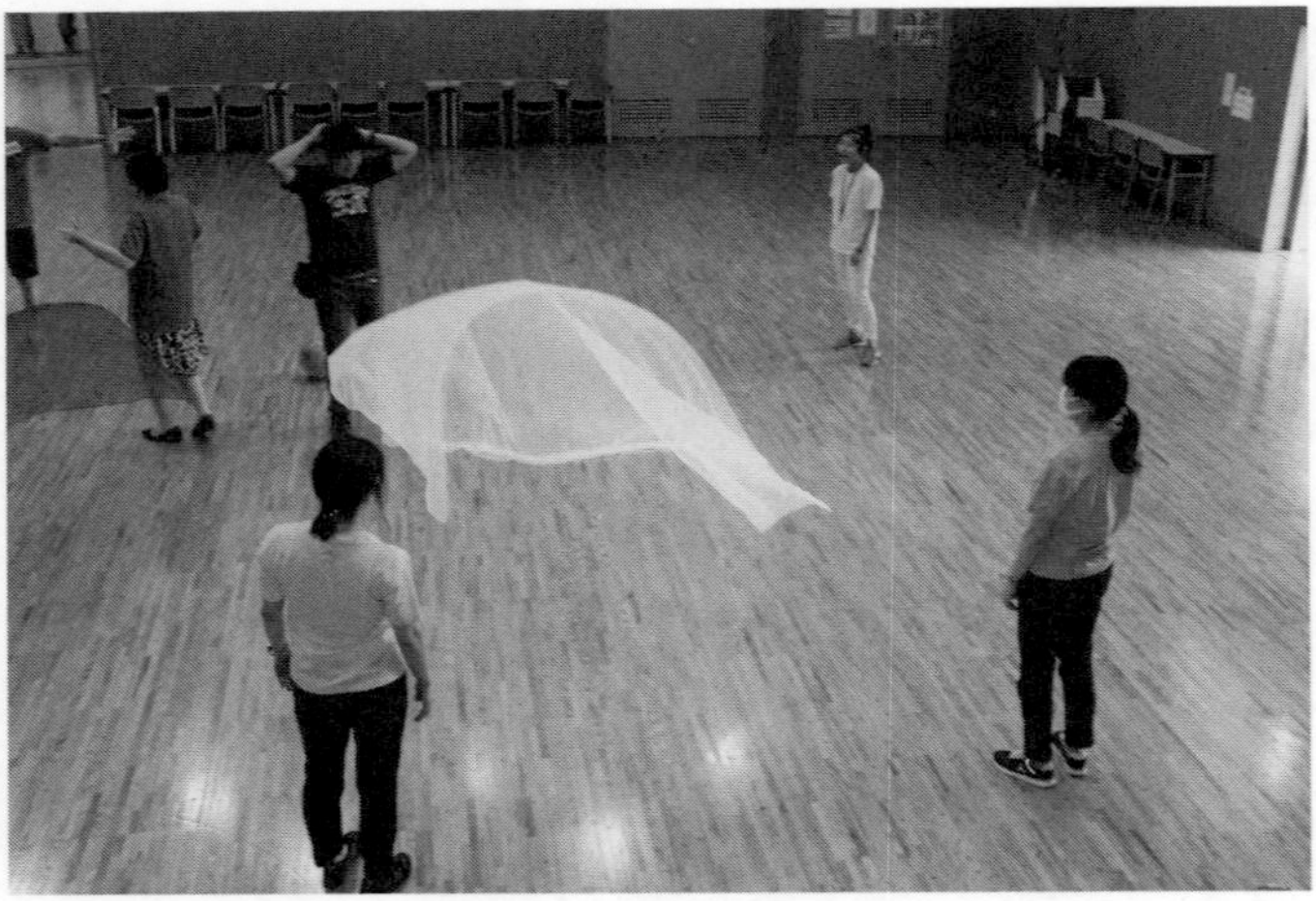

写真14

び出る電池式ランプを床の真ん中に置いて、クリスマスソングに合わせてスカーフを上下させたら、美しい星の形がスカーフの上に広がり、スタッフも大喜びした経験があります。ちょうど夕方暗くなり始めた頃に合わせると楽しいです。

特徴と効果

参加人数が増えても減っても状況に合わせて活動ができます。座ったままのグループや、立って動くグループともに活用できます。消極的な人は外から見ている、また真ん中に入って座って下から眺めて見渡すなど、別の関わり方も可能です。

スカーフの緩やかな動きに釣られ自然に腕の動きが大きく引き出され、周辺の空間への意識を広げることにつながります。腕を体から離すと不安になってしまう参加者は、腕を伸ばさずに目の前のスカーフを通して外を見ることができるので、安心します。

揺れて変化するスカーフを見つめたり、表面の照り輝きに興味を持ったり、スカーフの上に置かれた風船などを見ていると、向かい側にいる人を気にせずに広い空間に目線が広がります。音楽とスカーフの動きが自然な身体の動きと呼吸を引き出し、知らずに踊っているような表現にとつなげることができます。

日頃、座った活動でセッションしていると、立つ姿勢は身体が緊張して、自発的に動くことが容易ではなくなる傾向ですが、スカーフの活動で自然に楽しみながら体の緊張も溶けてくる体験になることでしょう。

椅子に座って踊る

椅子に座って踊る、座位の福祉ダンスは一九八六年に私の主催するBTRDでつくられました。最初は福祉の集いなどで、ホールなどを使うときに踊ることができるようにということで始まりました。当時はハンディキャップを持った方と、車椅子の方とで踊る踊りが主流でした。最初は福祉のダンスでの傍流と考えられていました。ただ介護などの学生に対する教室での使用から、列車での使用などかなり適応性があることがわかりました。

九十年代になって高齢化が進むとともに　デイサービスや施設で使えることから広まっていきました。CD、DVDなどが広がりを支えました。全国でたくさんの講習会を開きました。福祉レクダンスという言葉も作られました。

新山下ケアプラザの講習会

そんなおり横浜の新山下ケアプラザからの講師の依頼がありました。横浜のケアプラザというのは地域包括支援センターです。今までは施設などで座位のダンスを踊るということはあったのですが、今回は地域の方が自分の足で毎月一回やってくるという講習会の方式でした。それから11年たった今も継続する長期の講習会になりました。

三年目くらいで二十人くらいいらっしゃって、平均が八十数歳という高齢の方の講習会となりました。日曜日に一時間半途中休憩をし、一時間半で多い時は十二曲も踊れるようになりました。初めて来た一般の方などは驚ろかれました。

皆さんが良く知っている曲からきゃりーぱみゅぱみゅなどの新しい曲までくちづさみながら。

楽しく踊ることで

これだけ踊れるのは理由があります。BTRDのオリジナルの音源は編曲時なるべくくりかえして踊れるようにしていますので、決まった数の振りを覚えればそれを繰り返せば踊れるからです。ほとんどの方は踊りを踊った後は忘れます。家でなかなか一人では踊れないといいます。けれども次回来られて簡単な復習をして踊り始めるとすぐに思い出して踊られます。なじみの歌が多いのでそれを歌いながらやられる方もあり

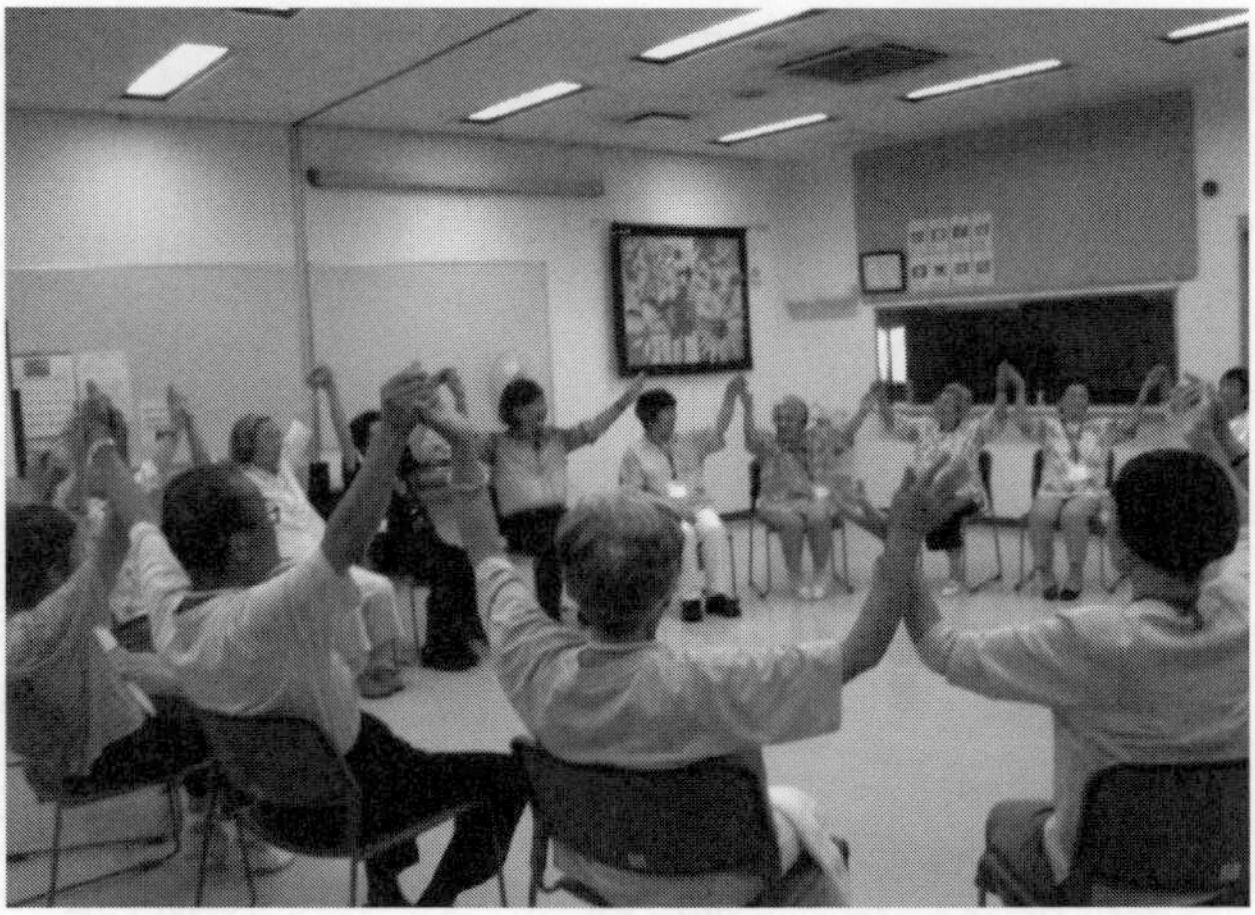

ますがそれに踊りがついていて出てくるのではないかと思います。

みなさんの状況も改善してきました。第一にリズムに合わせて動くということにとても適応性ができてくるようになりました。第二に手首の柔らかさです。体操と違ってダンスは音楽の波にあわせて踊るので次第に柔らかさが出てきます。そして体の可動域が広がります。でも無理しないでということも指示しています。また足も使うので、立っている時よりもよく足踏みなどを、リズムに合わせてすることができるようになりました。

最初の担当の方が看護師さんで、何年かの成果を地域の研究会で発表されて賞をもらいました。それによると生活の改善、特に気分の改善があったということでした。

多様性と課題

その後ピアノの伴奏で歌いながら踊るとか、指導なしに五曲連続で踊るとか、となりのデイサービスに慰問に行くとか、介護予防の要素を入れたりしながら、多彩なプログラムができました。

ただこの事業を長く続けていて限界も感じることがあります。それは来る方のからだの状態が、自分で歩いてくるといってもだいぶきつい方もいらっしゃいます。そして八十歳代で来られるが、その状態を維持できる年数が短いということです。また家庭の事情などで老人ホームなどへ行かれて来られなくなる方が多い、などで安定的な人数をいつも維持するのがかなりむつかしいことなどがあげられます。

故郷

最後にいつもやっている踊りを一つ。故郷です。

Ⅰ（指さし、上方で手のふり「♪うさぎおいし、かの山」）
右手の人差し指を、左前方から右方向に移動させながら指さし3回行う⑴②③。
そのまま斜め右上に上げる⑵②③。手をひらき、掌を前にして右から左に⑶②③
左から右に⑷②③と動かすー　山を想像して　…4小節

Ⅱ（指さし、手の振りおろし「♪こぶなつりし、かの川」）
「Ⅰ―②③」を左手で左方向に逆に行なう⑴～⑵②③。左手を掌下にして左上から斜め右下に
おろす⑶②③　さらに左下におろす⑷②③　…4小節

Ⅲ（両手ゆらし、回旋「♪ゆめはいまも、めぐりて」）
両手を掌下にして左から右にゆらす⑴②③　同様に右から左にゆらす⑵②③。
掌を前にして両手を反時計回りに一回転させる⑶～⑷②③　…4小節

Ⅳ（手のさしだし、胸に置き、ゆれる「♪わすれがたき故郷」）
右手を掌上にして右に差し出だす⑴②③　右手はそのままで同様に左手を左に
差し出だす⑵②③　右手を胸におきながら、左手をもどし、右左にゆれる⑶～⑷②③　…4小節

以上16小節をくりかえす

あとがきに換えて

音楽療法ものがたり・・・これは音楽療法の実践現場でのことを基にしてものがたり風に書いたものです。

この本を読んで下さった方には、実に色々様々なものがたりに出会ったことと思います。ものがたりの登場人物の変化から、ここでは脳の可塑性について感じることを本のねらいとしています。

では何によって音楽療法の実践現場においてその可塑性を感じることに繋がるのでしょうか。音楽療法では、対象者（このものがたりでは登場人物です）への関わりとして寄り添うことがまず大切とされています。言い換えれば、関わりとしていかに良い寄り添いがなされるかで、それが変化として表現に見られることになります。

ものがたりの一つ、ヤマトさんはバカしか言えずに周囲とコミュニケーションが取れない状態で、睨む目付きの日々を過ごしていたのです。そこに音楽療法による音楽を介した寄り添いにより少しずつヤマトさんに変化をもたらしたのが見てとれたのです。この寄り添いはまさに徐々に徐々にでありました。

何が変化のきっかけだったと考えると、まずセラピストが使ったキッズジャンベに気付きを持ったことから、始まったのではないかと思えます。出会ったジャンベに触れて自分の気持ちを周囲に伝える手段となったこと、そこから心が開き出します。睨んでいた顔に、なんと笑顔が現れて別人のヤマトさんとなりました。この笑顔はその後も変わることはありませんでした。

この今までにない変化をもたらすこと…これが脳の可塑性に繋がっていると考えられるのでは、と捉えられます。徐々に徐々にの寄り添いから、新たな脳のつながりがヤマトさんの中に出来たのではないでしょうか。

長い時間がかかりましたが、音楽を介した脳への関わりはヤマトさんへの寄り添いとなり、それが結果、別人の笑顔になりました。

このものがたり…ここでの実践事例は、脳科学では可塑性として考えられることが分かります。

この本の色々なものがたりには、様々な変化があり、それを脳の可塑性と考えてみたのです。

可塑性とは、脳の機能についての言葉である。

音楽療法は多くは脳の働きと関係がある。

実際に私達セラピストが療法を行う時は、「対象者と私達と楽しく音楽体験をする」ということになります。そして起こる変化が脳にどのように関係しているかについては、あまり考えが及びませんでした。

しかしながら、2000年を超えるころから、脳科学者、またはリハビリに関係している医師の方々が、脳の働きについて、脳の働きと音楽活動についての報告の本が出版されるようになりました。

笠嶋は音楽療法に携わるようになって、40年をこえました。

対象者の方々と活動していくうちに、多々の変化を感じるようになりました。

「楽しく音楽をする」という活動が、脳にどのような関係があるかはずっと長い間の疑問でした。

「変化は気のせい」とか「まやかし」とか「笑ったのがなんなの？」とかいう声も聞かれました。

しかし対象者の喜びを目のあたりにして、いいことに違いないと確信していました。

音楽大学出身の私は、楽しく音楽をするというのは、あまり体験してきませんでした。大学では音楽を教育するものであり、その技術と、レベルの向上が主なる目的でした。しかしながら残念なことになかなか、「目的叶わず」でした。

楽しく音楽をする、つまり勉強するということとは、かなり隔たりがあり、自信をなくし、残念な毎日で、過ごしました。

ところが本当の楽しさは音楽療法の体験をするようになると、「人間は音楽は楽しいのだ」ということが分かってきました。

バーラインの法則　1971年

「楽しい音楽」↓「脳を刺激する」↓「報酬をえる」

という理論に遭遇しました。

2011年　協同医書出版社発行

「リズム・音楽・脳」著者、マイケル・タウト　三好恒明ほか　訳

それは、音楽の刺激が脳に影響し、そして、報酬を得る。つまり、脳に変化が起きるという理論です。

この理論で私の長い間の疑問が解けました。

それは楽しい音楽をする、という音楽療法の技法がどんな意味があるのか、という疑問でした。

楽しい音楽を提供することの大事さです。

また　日本の音楽療法界の　重鎮、故　桜林仁先生は以下のことを述べています。

音楽療法とは

心身の健康へ寄与する

1　主体性　2　共通しあえる仲間　3　快適体験

が大切である。
（1995年　岐阜音楽療法研究所　講演より）
また、米国の精神科医のレタックス博士（1983年）は次のように述べています。
音楽が脳に与える影響とは
1　音楽の脳内ネットワークの広範性
2　音楽の脳可塑性
3　音楽が前頭葉の一部を活性化させる
「音楽で脳をここまで再生する」奥村歩　2008年
ここで私の祖父、野村秀吉の短歌です。
「待て　しばし　手出しも　ならぬ　いが栗の
自ら笑みて　落ちる日　もあり　容堂」
ベートーベン
「音楽はどんな知恵　どんな　哲学より　高い啓示である」
私達は音楽療法という学問に会えて　幸せです。
本の発刊にご指導頂き編集して下さった、鴻森和明氏に心より感謝申し上げます。
2020年　12月
笠嶋　道子
泉水　直子

◆プロフィール（執筆順）

谷本直哉

香川大学大学院教育学研究科修了。東京国際音楽療法専門学院卒。香川県高松市内の小学校教師，クラリネットの演奏活動をしながら，児童分野を中心に音楽療法セッションを行っている。「谷本式音楽療法カルテ」を執筆。NPO 法人日本ミュージックセラピスト協会・副理事長，日本音楽療法学会四国支部役員。日本音楽療法学会認定音楽療法士。

木原りつ子

イギリス留学中に音楽療法に出会い，帰国後暫くの後，東京音楽療法専門学院にて実践を積み卒業。後，グループホームの立ち上げにかかわる。現在，湘南の重度心身障害者の通所入居施設や横浜の精神科病院にて定期的に音楽療法の実践活動を行っている。

日本音楽療法学会認定日本音楽療法士（補）NPO 法人ミュージックセラピスト協会認定ミュージックセラピスト

東京国際音楽療法学院認定音楽療法士

ISC カウンセリング研究所カウンセリングインターンコース基礎課程修了

水野由佳子

北海道札幌市生まれ。

武蔵野音楽大学器楽部ピアノ科，日本音楽療法学院，武蔵野大学人間関係学部心理学科卒業。

日本ミュージックセラピスト協会音楽療法士，日本心理学会認定心理士，全日本あすなろ腹話術協会腹話術士

教会オルガニスト，ピアニストとして区民コンサート，駅コンサートに出演，また高齢者施設で音楽療法士として活動。

笠嶋道子

1941 年生まれ　武蔵野音楽大学短期学部　ピアノ専攻。

音楽療法を 1980 年頃より始める。実践は児童，成人知的障害者，精神科，高齢者など幅広く活動。

執筆：一橋出版発行　「そのままのあなたでいい」
編集・執筆：クオリテケア
「音楽療法」「演習評価」「スキルアップ音楽療法」「精神科音楽療法事始め」
職歴：三好病院　浅井病院　東京国際音楽療法専門学院　仁愛短期大学音楽療法科非常勤講師
NPO 法人日本ミュージックセラピスト協会前理事長。
日本音楽療法学会　認定音楽療法士　ミュージックセラピスト協会認定ミュージックセラピスト

泉水直子

慶應義塾大学文学部心理教育社会学科卒業，東京国際音楽療法専門学院卒業，NCCP カウンセリング学院卒業。
日本音楽療法学会認定音楽療法士，NCCP 認定カウンセラー
2020 年より NPO 法人日本ミュージックセラピスト協会理事長
重度心身障害児者，高齢者，精神障害者，児童障害児を対象に音楽療法を実施する。
幼少時から音楽に触れピアノを学ぶ。好きな音楽と心を求め音楽療法と出会う。

八角広子

1973 年生まれ。3 人の子供の母。日本音楽療法学会認定音楽療法士。
NPO 法人日本ミュージックセラピスト協会常任理事，総務部長。
児童発達支援事業所で音楽療法士として働く。
武蔵野音楽大学声楽科，東京国際音楽療法専門学院卒業。
好きなことを探して，音楽療法と出会う。

三渡百合子（みわたりゆりこ）

1941 年 10 月東京都杉並区出身
国立音楽大学声楽科卒業
都内公立小学校で音楽専科教諭を 40 年努めたその後以前から音楽療法に関心を持っていたことも有り，そこから思いきって学び始めた。
2020 年 6 月 NPO 法人日本ミュージックセラピスト協会認定ミュージックセラピスト。

白川照代

千葉県在住。NPO 法人日本ミュージックセラピスト協会会員。文教大学教育学部を卒業後，公立小学校の教諭として勤務し，君津市教育委員会で特別支援教育を担当。

退職後は，笠嶋道子音楽療法研究所や協会の研修会で音楽療法を学び，児童放課後デイサービスの施設や公民館の音楽療法サークルに於いてセッションを通して音楽療法の修行に励んでいる。

松浦月子

神奈川県在住。NPO 法人日本ミュージックセラピスト協会常任理事，同協会総務部スタッフ，同協会認定ミュージックセラピスト。日本音楽療法学会会員。高齢者施設，精神科で音楽療法を実施している。武蔵野音楽大学音楽学部器楽科ピアノ専攻卒業。読売日本テレビ文化センター音楽療法講座修了。

永井順子

日本ミュージックセラピスト協会常任理事。日本音楽療法学会認定音楽療法士。精神保健福祉士。ダンスセラピスト。ボディトーク指導者。日本抗加齢学会指導士。DGMT（ドイツ），ADTA（アメリカ）会員，東京音楽大学卒業。

浦江千幸

BTRD チーフプロデューサー
日本ダンスセラピー協会監事
上智社会福祉専門学校非常勤講師
国際音楽療法専門学院非常勤講師
77 年に BTRD 創設　78 年に日本で初めて車いすレクダンスを実践
86 年に座位のダンス開発　以降レクダンス　福祉レクダンス　介護予防のダンスの開発と DVD／CD の教材開発　海外との交流に力を入れています。
音楽療法の講習会でも数多く講師を務める。

音楽療法ものがたり―可塑性を拓《ひら》く―
発　行　2021年4月1日　第1版第1刷 ©
編　者　笠嶋道子　泉水直子
発行者　株式会社　クオリティケア
代表取締役　鴻森和明
〒176-0005　東京都練馬区旭丘1-33-10
TEL & FAX　03-3953-0413
e-mail　qca0404@nifty.com
印刷・製本　双文社印刷
ISBN 978-4-904363-89-8 C3073 ¥2000E